CLAUDIA RITTER

Hashimoto natürlich behandeln

Die ganzheitliche Therapie bei chronischer Schilddrüsenentzündung

humboldt

6 VORWORT

9 HASHIMOTO – DAS SOLLTEN SIE WISSEN

10 Hashimoto verstehen
10 Die Anfänge
12 Eine Volkskrankheit?
13 Die Ursachen
32 Hashimoto-Symptome: Die vielen Gesichter der Erkrankung
32 Beschwerden trotz Normwerten
33 Körperliche Beschwerden
38 Psychische Beschwerden
39 Begleiterkrankungen
44 Von der Überfunktion in die Unterfunktion
46 Anatomie und Funktion der Schilddrüse
46 Das Schmetterlingsorgan
48 Was bewirken die Schilddrüsenhormone?
50 Der hormonelle Regelkreis
50 Diagnose einer Hashimoto-Thyreoiditis
50 Laborwerte richtig lesen
51 Schilddrüsenwerte
53 Antikörper
55 Ultraschall
55 Szintigramm
55 Biopsie

56 **Therapie in der Schulmedizin**
58 L-Thyroxin
62 Kombipräparate: T4 und T3 in einem
63 Natürlicher Schilddrüsenextrakt
64 Operation

67 **GANZHEITLICHE THERAPIEANSÄTZE**
68 **Ernährung**
69 Paläodiät
73 Low-FODMAP-Ernährung
75 Vegane Ernährung
76 Nahrungsmittel, die sich nachteilig auswirken können
79 **Vitalstoffe**
80 Eisen
85 Selen
87 Zink
89 Vitamin C
91 Vitamin D
94 Magnesium
98 Omega-3-Fettsäuren
100 L-Tyrosin
101 B-Vitamine
102 Jod

106 **Homöopathische Mittel**
108 **Entgiften und ausleiten**
109 Die Leber stärken
113 Die Nieren aktivieren
114 Die Lunge regenerieren
115 Die Haut anregen
116 Die Lymphe in Gang bringen
116 **Darmsanierung**
120 Den Darm entgiften und neu aufbauen
123 Das Leaky-Gut-Syndrom
125 Probiotika
127 Präbiotika
127 Knochenbrühe
130 **Die Nebennieren stärken**
131 Adaptogene
132 **Hilfreiche Anti-Stress-Strategien**
132 Entspannung für den Körper
134 Entspannung für die Seele

137 **ANHANG**
137 **Literatur**
138 **Hilfreiche Adressen**
139 **Register**

VORWORT

Lieber Leser, liebe Leserin,

wenn Sie die Diagnose „Hashimoto-Thyreoiditis" erhalten haben, dann leiden Sie keineswegs nur unter einer chronisch entzündeten Schilddrüse. In diesem Ratgeber stelle ich ein ganzheitliches Therapiekonzept vor und beleuchte die Hintergründe dieser Erkrankung, die nach Meinung vieler Therapeuten – jedoch nicht nach meiner – obendrein noch als unheilbar gilt. Denn so viel ist sicher: Bis ein Schaustück bühnenreif ist, hat der größte Teil hinter der Bühne stattgefunden. Da wurden viele Male kleine Sequenzen geprobt und wieder verworfen. Das große Theater mit all den schillernden Farben und zahlreichen Tonsequenzen kommt erst zum Schluss. Und so dürfen Sie sich auch die Hashimoto-Erkrankung und generell das Schauspiel bei Autoimmunerkrankungen vorstellen: Bis sich Veränderungen an der Schilddrüse zeigen, kam es längst an anderen Organen und Geweben des Körpers zu Veränderungen, die jedoch oft nicht wahrgenommen oder auch falsch interpretiert werden.

Dieses Buch erhebt nicht den Anspruch auf Vollständigkeit. Dafür ist das Thema Hashimoto und Autoimmunerkrankungen viel zu umfassend und längst noch nicht im Detail erforscht. Doch möchte ich Ihnen nützliche Tipps an die Hand geben, um

- Ihre Beschwerden dauerhaft zu lindern,
- die Schilddrüsentätigkeit natürlich zu regulieren, denn die Gabe von L-Thyroxin reicht oft nicht aus, wird häufig nicht vertragen und ist längst nicht die einzig sinnvolle Therapie,
- die Ernährung zu optimieren,

- eine überlastete Leber zu regenerieren wie auch die Nierentätigkeit anzukurbeln,
- den Darm von Giftstoffen zu befreien, eine Fehlbesiedlung zu erkennen und alleine oder mithilfe eines Therapeuten zu behandeln und
- zu verstehen, dass für einen Heilungsprozess auch das Betrachten weiterer Ebenen als nur der körperlichen erforderlich ist.

Letztendlich geht es für Sie darum, zu erkennen, wo die individuellen „Baustellen" liegen, wo Ihre Ressourcen sind und welcher Behandlungsweg für Sie der richtige ist. Gerade bei Autoimmunerkrankungen driften die Therapieansätze der Schulmedizin und naturheilkundliche Therapieoptionen weit auseinander. Ich vertrete einen naturheilkundlichen und ganzheitlichen Ansatz, der zugegebenermaßen etwas Disziplin, Geduld und auch Aufwand erfordert, jedoch eine dauerhafte Lösung vieler Beschwerden herbeiführen kann. Die Beurteilung, was „richtig" oder „falsch" ist, steht weder mir noch anderen zu. Entscheidend ist, wie es Ihnen unter der Therapie geht. Ich wünsche Ihnen, dass Sie aus meinen zahlreichen Anregungen jene herauspicken, von denen Sie profitieren. Viel Erfolg!

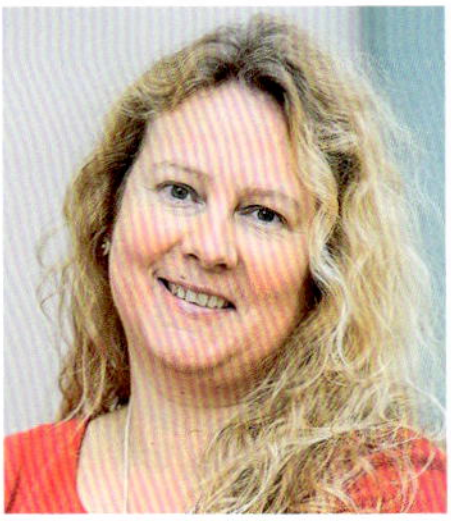

Ihre

Claudia Ritter

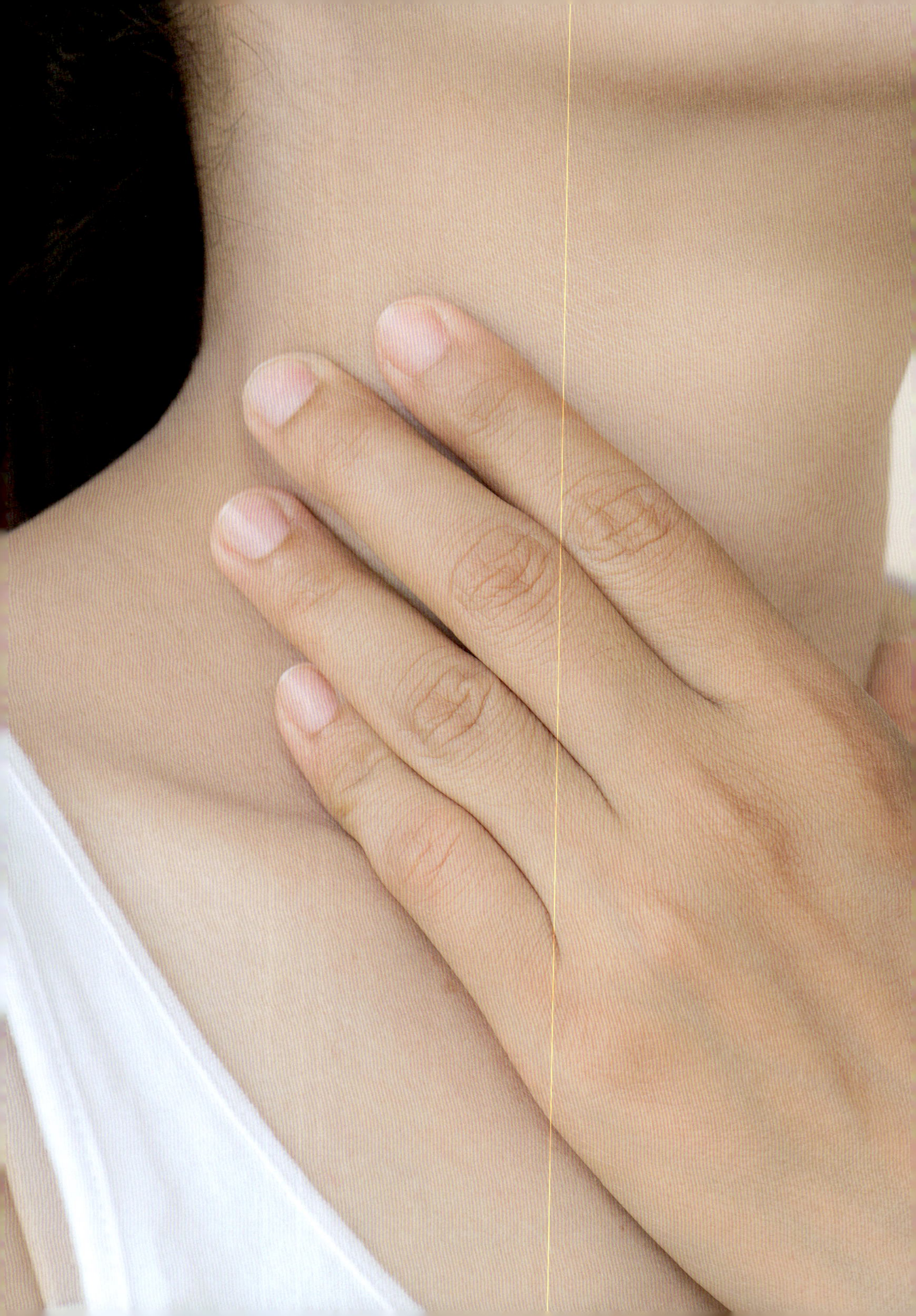

HASHIMOTO – DAS SOLLTEN SIE WISSEN

Hashimoto – von einigen Betroffenen auch liebevoll Hashi genannt – ist das Chamäleon unter den Autoimmunerkrankungen. Sie erfahren Wichtiges über seine Ursachen, die von genetischen Einflüssen über Medikamente bis hin zu äußeren Einwirkungen wie Giftstoffen reichen können. Darüber hinaus werden die vielfältigen Ausprägungen eines Hashimoto von körperlichen bis hin zu psychischen Symptomen sowie Begleiterkrankungen geschildert. Sie erfahren, wie die Schilddrüse aufgebaut ist und wie sie arbeitet. Ein Überblick über die Verfahren der Schulmedizin, Hashimoto zu diagnostizieren und zu therapieren sowie darüber, wie Sie Ihre Schilddrüsenwerte richtig lesen, rundet das Kapitel ab.

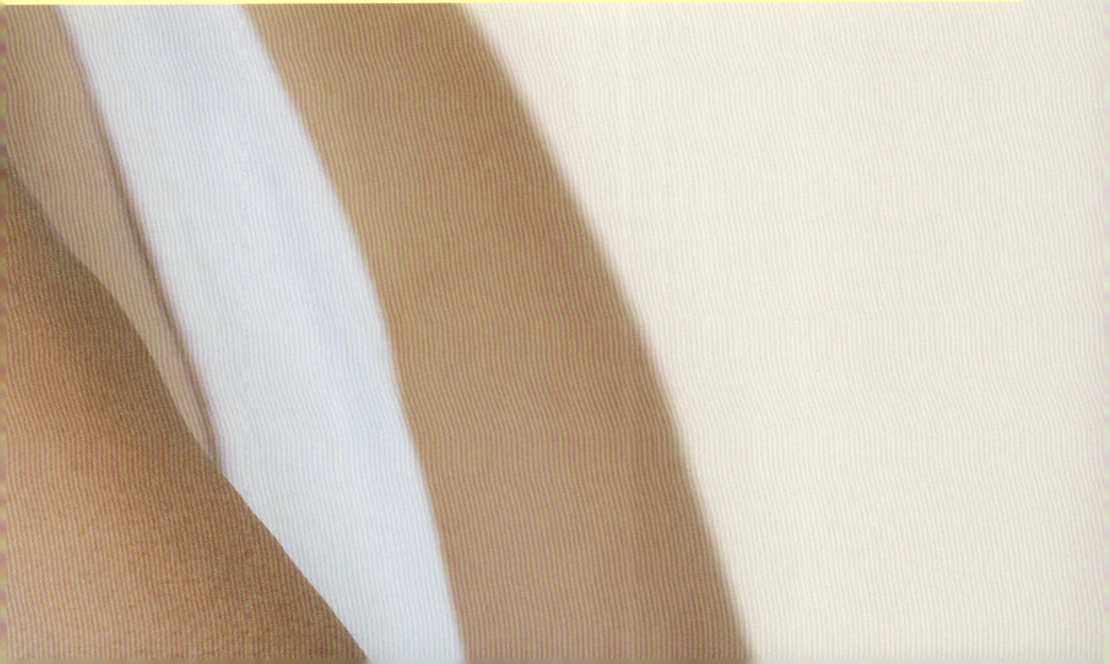

Hashimoto verstehen

Viele Krankheiten tragen ihren Namen nach ihrem Entdecker. So auch die chronisch-entzündliche Schilddrüsenerkrankung mit dem ungewöhnlichen Namen Hashimoto-Thyreoiditis – Thyreoiditis bedeutet Schilddrüsenentzündung. Hashimoto ist eine chronisch-entzündliche Autoimmunerkrankung der Schilddrüse.

Die Anfänge

Hakaru Hashimoto stammte aus einer japanischen Medizinerdynastie und wurde 1881 in der japanischen Stadt Iga geboren. Nach dem Studium arbeitete er als Assistenzart an der chirurgischen Klinik der Universität Kyushu. Dort gab es seinerzeit viele Patienten mit einer vergrößerten Schilddrüse, denen, wie damals üblich (und leider auch noch heute manchmal praktiziert), die Schilddrüse ganz oder teilweise entfernt wurde. Hashimoto untersuchte das entfernte Gewebe und fand ungewöhnlich viele entzündliche Gewebsveränderungen, Fibrosen (durch Bindegewebe ersetztes Funktionsgewebe), lymphozytäre Einschlüsse und Ansammlungen körpereigener Abwehrzellen.

Hashimoto selbst nannte seine Entdeckung „lymphomatose Struma“. Seine Entdeckung veröffentlichte er 1912 in einer deutschen Medizinzeitschrift, jedoch geriet der Artikel, wohl wegen der Kriegswirren des Ersten Weltkriegs, in Vergessenheit. Erst in den 1930er Jahren etablierte sich die neu entdeckte Krankheit allmählich in den Medizinbüchern, man ordnete sie jedoch als seltene Kuriosität ein, bis Mitte der 1950er Jahre etwa zeitgleich zwei Forscherteams Autoantikörper im Serum von Hashimoto-Betroffenen nachwiesen: Eine neue Autoimmunerkrankung war entdeckt.

Was ist eine Autoimmunerkrankung?

80 bis 100 verschiedene Autoimmunerkrankungen sind heute bekannt. Die häufigsten sind unter anderem Rheuma, Diabetes Typ 1, Multiple Sklerose, Schuppenflechte, Neurodermitis und Morbus Basedow. Auf den vordersten Rängen der Autoimmunerkrankungen steht die Hashimoto-Thyreoiditis.

Allen Autoimmunerkrankungen ist gemein, dass im Körper chronisch-entzündliche Prozesse entstehen, weil das Immunsystem körpereigene Gewebsstrukturen einzelner Organe oder im gesamten Körper angreift. Einfach ausgedrückt bedeutet Autoimmunität, dass das Immunsystem eines Menschen normale physiologische Abläufe irrtümlich für fremde Eindringlinge hält und sich selbst angreift.

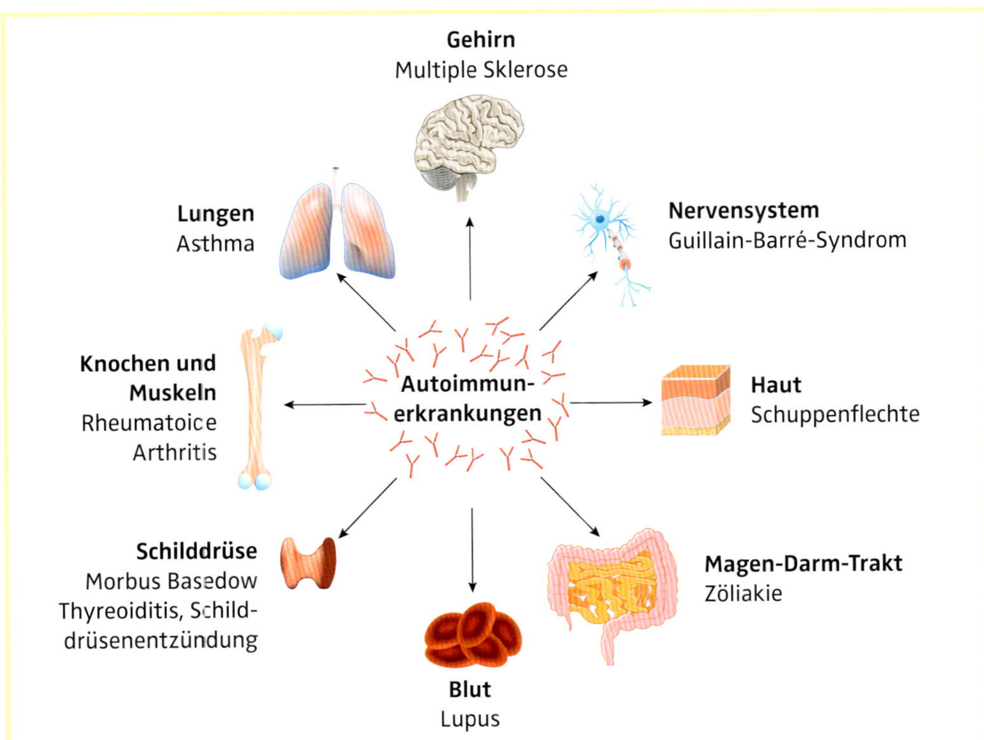

Häufige Autoimmunerkrankungen

Mittlerweile bilden Autoimmunerkrankungen nach Herz-Kreislauf-Erkrankungen und Krebserkrankungen die dritthäufigste Erkrankungsgruppe.

Im intakten Zustand schützt das Immunsystem uns Menschen vor Viren, Bakterien, Parasiten und Fremdstoffen. Bei Autoimmunprozessen ist es jedoch fehlreguliert und kann nicht mehr zwischen „fremd" und „selbst" (griechisch auto) unterscheiden und greift infolgedessen körpereigenes Gewebe an – im Fall von Hashimoto ist dies auf die Schilddrüse begrenzt. Wichtig ist zu verstehen, dass Hashimoto eigentlich keine Schilddrüsenerkrankung ist; die Schilddrüse ist lediglich der Schauplatz der Erkrankung. Sie ist, wie alle anderen Autoimmunerkrankungen auch, eine Erkrankung des Immunsystems.

In den letzten Jahren wurde eine stetige Zunahme der Häufigkeit von Autoimmunerkrankungen beobachtet. In der westlichen Welt sind zwischen acht und zehn Prozent der Bevölkerung von Autoimmunerkrankungen betroffen, Tendenz steigend. Über die Gründe wird noch diskutiert.

Viele Mediziner vertreten noch immer die Vorstellung, dass der Autoimmunprozess sich verselbständigt. Sobald er erst aktiviert ist, bedarf er keines ständigen Auslösers von außen mehr, da er autark und irreversibel abläuft. Doch jeden Tag erholen sich Menschen von Hashimoto, manche von ihnen zufällig, andere gezielt.

Eine Volkskrankheit?

Was in den 1930er Jahren noch als medizinische Kuriosität bezeichnet wurde, hat sich heutzutage zu einer neuen Volkskrankheit entwickelt. Jährlich erhalten mehrere zehntausend Menschen in Deutschland die Erstdiagnose Hashimoto. Frauen erkranken etwa zehnmal häufiger als Männer. Wenngleich die Erkrankung in jedem Alter auftreten kann, sind die kritischen Zeiten für die Erstmanifestation bei Frauen die Pubertät, Schwangerschaft und Wechseljahre – also Zeiten, in denen eine hormonelle Umstellung stattfindet. Gleichwohl spielen auch noch andere innere wie auch äußere Faktoren eine bedeutende Rolle für die Manifestation der Erkrankung (dazu gleich mehr).

Hashimoto wird auch als das Chamäleon unter den Autoimmunerkrankungen bezeichnet. Die Symptome können sich ändern und wie die Laborwerte verwirren. So gibt es Betroffene, die ständig müde, abgeschlagen und unkonzentriert sind, über trockene Haut und Haarausfall berichten, unkontrolliert an Gewicht zunehmen, vermindert fruchtbar sind oder eine vergrößerte oder verkleinerte Schilddrüse haben. Die Laborwerte können sich binnen eines Tages zwischen einer Unter- und Überfunktion der Schilddrüse hin- und herbewegen. Kein Wunder also, dass sich Betroffene nicht in ihrer Mitte fühlen und manchmal in die psychosomatische Ecke gestellt werden.

Viele Menschen wissen lange Zeit nicht, dass sie betroffen sind. Denn eine Hashimoto-Thyreoiditis entwickelt sich meist schleichend und ist lange Zeit kaum wahrnehmbar. So ist es auch nicht verwunderlich, dass viele Menschen nichts von ihrer Erkrankung wissen. Die Krankheit ist entgegen der landläufigen Meinung alles andere als unheilbar: Auch eine bereits geschädigte Schilddrüse ist zur Heilung imstande. Bei vielen Betroffenen zeigen sich nach einem Heilungsprozess eine Normalisierung der Schilddrüsenfunktion, im Ultraschall normales Schilddrüsengewebe sowie negative TPO-Antikörper im Blutbild.

> Viele Menschen wissen lange Zeit nicht, dass sie betroffen sind. Denn Hashimoto entwickelt sich meist schleichend und ist lange Zeit kaum wahrnehmbar.

Die Ursachen

Die Frage nach dem Warum wird sich früher oder später jeder Betroffene einmal stellen. Ganz offiziell heißt es sinngemäß, „die Ursachen sind nicht in Gänze bekannt“. Aus vielen Berichten aus der Praxis weiß man aber, dass Hashimoto dann auftritt, wenn ohnehin schon einiges aus dem Lot geraten ist. Ganz pauschal lässt sich sagen, dass eine autoimmun verursachte Schilddrüsenentzündung wie jede andere Autoimmunerkrankung auch eine Form der Überforderung darstellt: Einflüsse körperlicher, geistiger und seelischer Art kommen dafür infrage. Letztendlich müssen die „Baustellen“ für jeden Betroffenen individuell herausgefiltert werden. Auch wenn einige Wissenschaftler oder Massenmedien uns glauben machen wollen, dass nur eine Ursache zu einer Folge führt, sind es nach meiner Erfahrung mehrere ursächliche „Puzzlesteine“, die das Krankheitsbild Hashimoto ergeben.

Oft braucht es professionellen Rat und eine ausführliche Anamnese, um dem Kern des Übels auf die Spur zu kommen. Der „Bauchtyp“ wird höchst wahrscheinlich Probleme im Darm haben, bestimmte Berufsgruppen haben oft eine hohe Toxinbelastung (Friseure, Landwirte, Maler und Lackierer stehen an der Spitze dieser Berufe), bei anderen flattern schnell die Nerven, und auch die Gene spielen eine Rolle. Die folgenden Abschnitte zeigen häufige Ursachen und „Mittäter“ auf und sind vermutlich nicht vollständig. Deshalb ist es wichtig, Buch zu führen, um zwei Fragen zu klären:

Ursachen einer Hashimoto-Thyreoiditis

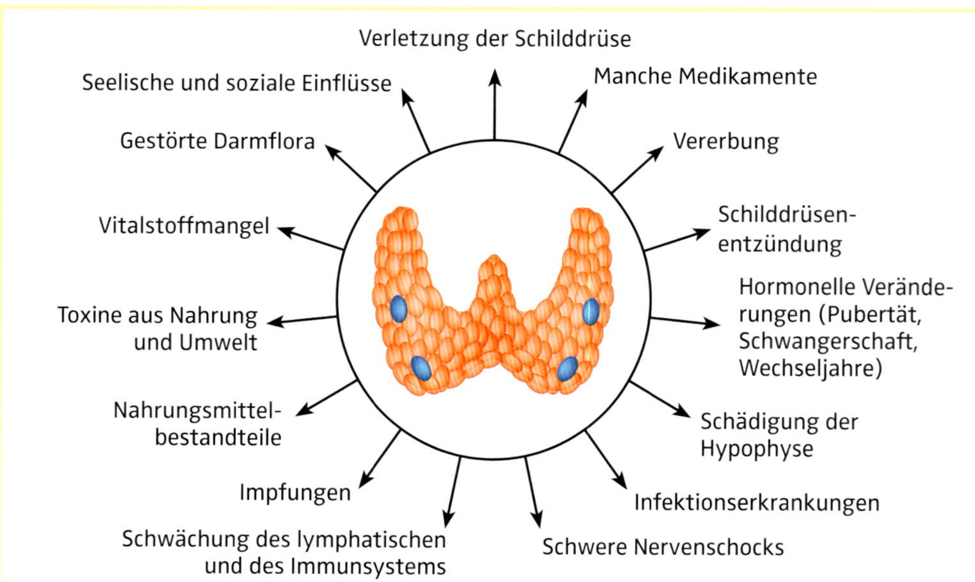

- Wodurch geht es mir besser?
- Wodurch geht es mir schlechter?

Gene und ein fehlgeleitetes Immunsystem

Viele Wissenschaftler sind der Meinung, dass die Entstehung der Hashimoto-Thyreoiditis durch genetische Einflüsse bestimmt wird, denn das Erkrankungsrisiko liegt erheblich höher, wenn die Krankheit in der nahen Verwandtschaft (Eltern, Geschwister) vorkommt. Wissenschaftler haben bereits einige schilddrüsenspezifische und immunregulatorische Gene (HLA-DR5, CTLA-4, CD40, TSHR) identifiziert, die zu einer Hashimoto-Erkrankung führen können. Die genetische Veranlagung kommt meist dann erst zum Tragen, wenn mehrere Belastungsfaktoren auftreten. Dann ist die Schilddrüse sozusagen die Achillesferse, so wie es in Diabetikerfamilien die Bauchspeicheldrüse ist.

Bei etwa 80 Prozent aller Hashimoto-Betroffenen ist die Balance zwischen TH1- und TH2-Helferzellen (eine Gruppe von Lymphozyten, also Abwehrzellen des Immunsystems) zugunsten der TH1-Zellen verschoben, ein Phänomen, das sich auch bei anderen Autoimmunerkrankungen, etwa bei Multipler Sklerose oder Schuppenflechte, zeigt. Das bedeutet jedoch auch, dass etwa 20 Prozent eine TH2-Dominanz haben, was für die weitere naturheilkundliche Behandlung von Bedeutung ist.

Die Bestimmung ist über Laborparameter (Interferon-Gamma und Interleukin-4/IL-4) möglich. Während beispielsweise Sonnenhutpräparate bei einer TH1-Dominanz zu einer Verschlechterung der Symptome führen können, bessern sie sich in der Regel bei einer TH2-Dominanz. Auffällig ist zudem, dass Hashimoto-Betroffene oft auch an zusätzlichen Autoimmunerkrankungen leiden, häufig Zöliakie, einer Autoimmungastritis oder auch Diabetes mellitus Typ 1.

Ein Teil unseres komplexen Immunsystems: die T-Zellen

Die im Blut enthaltenen Zellen werden unterschieden in Erythrozyten, die auch rote Blutkörperchen genannt werden, in Leukozyten, die als weiße Blutkörperchen bezeichnet werden, und in Thrombozyten oder Blutplättchen.

Die weißen Blutkörperchen haben im Gegensatz zu roten Blutkörperchen keinen roten Blutfarbstoff. Es sind Immunzellen, die uns gegen Schadstoffe und Infektionserreger wie Bakterien und Viren verteidigen. Sie unterscheiden sich im Aussehen und ihrer Funktion. Zu den Leukozyten zählen Granulozyten, Lymphozyten und Monozyten, ihre jeweilige Zahl wird im sogenannten Differenzialblutbild bestimmt.

Lymphozyten differenzieren sich weiter in natürliche Killerzellen, B-Zellen und T-Zellen. Die T-Zellen bekämpfen Erreger und differen-

Schematische Darstellung der Stammzellen

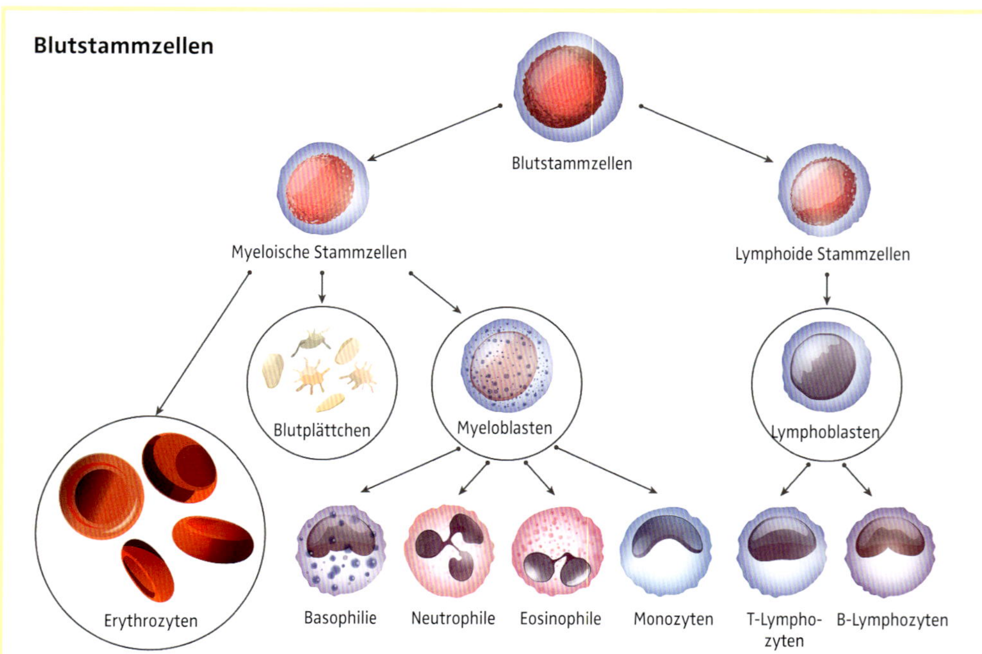

zieren sich weiter. Eine Gruppe der T-Lymphozyten bilden TH-Zellen, die T-Helferzellen, die sich wiederum in Subtypen aufteilen: TH1-Zellen, die sich als Reaktion auf Bakterien und Viren vermehren, TH2-Zellen, die bei Parasiten, und TH17-Zellen, die bei Pilzinfektionen aktiv werden. Regulatorische T-Zellen aus der Thymusdrüse sorgen dafür, dass sich überschießende Reaktionen nach Abklingen der Infektion wieder zurückbilden. Etwas genauer:

- **TH1-Zellen** gehören zum zellulären Immunsystem und übernehmen die Abwehr von intrazellulären Erregern, insbesondere Viren und Bakterien. TH1-Reaktionen zeigen sich als entzündliche Prozesse. Bei Hashimoto-Betroffenen zeigt sich zu etwa 80 Prozent eine Erhöhung von TH1 – Mediziner sprechen von einer TH1-Dominanz. Auch ein Mangel an Nebennierenhormonen (Cortisol und DHEA) kann zu einer TH1-Dominanz führen.
- **TH2-Zellen** übernehmen die Abwehr von extrazellulären Krankheitserregern. Pilze, Bakterien oder Parasiten wie Würmer können ein überaktives TH2-System entstehen lassen. Im Blutbild ist dann ein bestimmtes Zytokin, das Interleukin-4 (IL-4) erhöht.
- **TH17-Zellen:** Erst kürzlich wurde eine Erhöhung der TH17-Zellen in Zusammenhang mit Autoimmunerkrankungen in Verbindung gebracht. Sie werden aktiviert, wenn extrazelluläre Mikroben vorliegen, also Pilze und manche Bakterien, oder bei Entzündungsstörungen wie entzündlichen Darmerkrankungen.

Bei einem gut funktionierenden Immunsystem sind die verschiedenen Zelltypen in Balance.

Während Wissenschaftler weltweit daran forschen, weitere Gene zu identifizieren, bin ich der Meinung, dass Sie zwischenzeitlich Ihr Immunsystem mit natürlichen Substanzen stabilisieren können. Biologische Systeme funktionieren sehr komplex. Und vor allem gibt es in einem so differenziert aufgebauten biologischen System wie dem unseren unglaublich viele Ersatzkreisläufe und Reparaturmechanismen, die im Detail noch niemand so genau kennt. Vermutlich gibt es die bad genes, damit aber nicht noch bad luck dazukommt, können Sie selbst einen Beitrag leisten.

Hormonelle Faktoren

Da acht bis neun von zehn Hashimoto-Erkrankten Frauen sind, müssen die Geschlechtshormone auch irgendwie eine Rolle spielen. Einige Fachleute sprechen bei Hashimoto gar von einer „weiblichen Erkrankung". Gerade in Phasen hormoneller Umstellung wie Pubertät, Schwangerschaft (führt zu einer Verschiebung von TH1- zur TH2-Dominanz), Stillzeit oder den Wechseljahren kommt es häufiger zu einer Erstmanifestation. Wenngleich es sich hier um ganz natürliche Prozesse handelt, bilden diese Lebensphasen eine zusätzliche Belastung, die das Fass zum Überlaufen bringen kann.

Sonderfall: Post-Partum-Thyreoiditis

Frauen, die ein Kind zur Welt gebracht haben, können unter Umständen eine Schilddrüsenentzündung entwickeln. Bedingt durch die hormonelle Umstellung entwickeln etwa vier Prozent (einige Quellen berichten gar von bis zu zehn Prozent) aller Frauen nach der Schwangerschaft (von lateinisch post partum, „nach der Geburt") eine Schilddrüsenentzündung, die durch eine Autoimmunreaktion verursacht wurde. Oft macht sich dies durch starke Stimmungsschwankungen, Abgeschlagenheit oder Depressionen bemerkbar.

Der „Baby-Blues" kann also auch durch eine Funktionsstörung der Schilddrüse bedingt sein. Glücklicherweise normalisieren sich bei einem Teil der betroffenen Frauen die Beschwerden und Autoantikörper wieder. In einigen Fällen kann sich jedoch auch nach Jahren eine Hashimoto-Thyreoiditis entwickeln.

Gleich vorweg: Sehr häufig liegt bei Frauen mit Hashimoto ein Ungleichgewicht zwischen Progesteron und Östrogenen (siehe Seite 42) vor, wobei in fast allen Fällen deutlich zu wenig Progesteron gebildet wird. Da alle Hormondrüsen wie Zahnräder miteinander verbunden sind, gilt es, auch immer einen Blick auf weitere Drüsen zu werfen, beispielsweise auf die Nebennieren. Sie sind quasi unsere „Stressorgane", und nicht selten zeigen sich auch hier Veränderungen von Cortisol und DHEA, den bedeutenden Hormonen der Nebennierenrinde.

Vor allem dann, wenn sich die ersten Pfunde auf den Hüften zeigen, sollte auch die Funktion der Bauchspeicheldrüse überprüft werden. Es muss noch kein manifester Diabetes vorliegen, jedoch sind Vorstufen davon häufiger. Der Nüchtern-Glukosewert beträgt dann zwischen 100 und 125 mg/dl. Zu den Standarduntersuchungen gehört in meiner Praxis deshalb neben der Erfassung der Schilddrüsenwerte auch die Bestimmung von Cortisol, DHEA, HbA1c, Progesteron und Östrogenen.

Vor allem dann, wenn sich die ersten Pfunde auf den Hüften zeigen, sollte auch die Funktion der Bauchspeicheldrüse überprüft werden.

Eingriffe am lymphatischen System

Das lymphatische System übernimmt wichtige Funktionen im Immunsystem. Es umfasst lymphatische Organe wie Lymphknoten, die Milz, das lymphatische Gewebe im Magen-Darm-Trakt (Peyer-Plaques, Blinddarm) und im Rachen (Rachen-, Zungen- und Gaumenmandeln) sowie die Thymusdrüse. Die Zellen des lymphatischen Systems heißen Lymphozyten – und davon gibt es wieder verschiedene Gruppen (siehe ab Seite 15). Sie können über Blut und Lymphbahnen den ganzen Körper durchwandern und Krankheitserreger erkennen und beseitigen. Das lymphatische System besteht also aus einem komplexen Verbund von Zellen, Geweben und auch Regulationsmechanismen. Durch Operationen, die Entfernung von Milz, Blinddarm oder Rachenmandeln werden das gesamte lymphatische System und das Immunsystem geschwächt und ein Auftreten chronischer Erkrankungen und Autoimmunprozessen begünstigt.

Infekte

Eine Vielzahl bakterieller und viraler Infektionen kann der letzte Tropfen sein, der das Fass zum Überlaufen bringt. Nicht nur, weil Infektionen das Immunsystem schwächen, sondern auch deshalb, weil einige Erregerbestandteile bestimmten körpereigenen Strukturen derart ähneln (das Phänomen wird als Mimikry-Modell oder molekulare Mimikry bezeichnet), dass sie infolgedessen vermutlich eine Autoimmunreaktion auslösen können. Das durch Streptokokken ausgelöste rheumatische Fieber mit einer Schädigung der Herzklappen oder des Herzmuskels ist ein Beispiel dafür. Bestandteile der bakteriellen Zellwand von Streptococcus pyogenes haben Ähnlichkeit mit der Zellwand menschlicher Herzklappen. Das kann in einigen Fällen dazu führen, dass das Immunsystem die Bakterien mit den körpereigenen Herzklappen „verwechselt“ und dann körpereigene Strukturen angreift.

Inwieweit bestimmte Erreger eine Hashimoto-Thyreoiditis auslösen, wird noch diskutiert. Doch sind viele Betroffene auch mit dem Epstein-Barr-Virus infiziert, dem Erreger des Pfeifferschen Drüsenfiebers. Diese Viren befallen gerne die Lymphe, und bei manchen Infizierten will die Erkrankung einfach nicht ausheilen, da die antiviralen Medikamente bei latenten, also ohne ausgeprägte Symptome verlaufenden Formen nicht greifen. Naturheilkundliche Maßnahmen wie das Anheben des Vitamin-D-Spiegels (siehe Seite 91), die Stärkung der Nebennieren (siehe Seite 130) oder auch der Genuss von Knochenbrühe (siehe Seite 127) können bei viralen Erkrankungen sehr hilfreich sein.

Weitere Infekte, die nicht immer gut ausheilen und „still vor sich hin schmurgeln“, sind akute und chronische Infekte im Kiefer- und Zahnbereich sowie den Nebenhöhlen. Zum Verständnis: Alle Toxine, die sich im Kopfbereich befinden, müssen über die Lymphbahnen an der Schilddrüse vorbei; somit wird das Organ schnell überlastet.

Die echte Grippe (Influenzaviren), Kinderkrankheiten wie Mumps (Mumpsvirus), Röteln (Rubella virus), Ringelröteln (Parvoviren), eine durch Zecken ausgelöste Borrelien- oder Babesien-Infektion oder eine durch Kratz- und Bisswunden infizierter Katzen ausgelöste Bartonellen-Infektion kommen auch infrage. Weitere häufige gefundene Erreger bei Hashimoto-Betroffenen sind Helicobacter pylori (kann zu Magen-Schleimhaut-Entzündungen führen), Coxsackie-Viren (führen häufiger zu asymptomatischen Infekten) und Hepatitis-C-Viren (lösen eine chronische Leberentzündung aus). In der Praxis stelle auch ich immer wieder fest, dass Menschen mit Autoimmunerkrankungen häufiger Parasiten im Darm oder eine Überwucherung mit Hefepilzen (Candida-Arten) oder Schimmelpilzen haben als andere.

Impfungen

Noch bis vor wenigen Jahren galten Impfungen vor Krankheiten als Segen der modernen Medizin. Kritiker hingegen warnen vor nicht kalkulierbaren Nebenwirkungen. Insgesamt wird die Impfthematik sowohl bei Befürwortern als auch Gegnern sehr emotional geführt und ist von gegenseitigen Vorwürfen geprägt. Die Frage, ob durch Impfungen Autoimmunerkrankungen ausgelöst werden oder sich verschlimmern können, ist jedoch berechtigt, denn schließlich enthalten viele Impfstoffe schädliche Zusatzstoffe oder Wirkverstärker wie Formaldehyd, die Quecksilberverbindung Thiomersal oder Aluminiumverbindungen.

Die Frage nach dem Für und Wider kann nicht pauschal beantwortet werden. Es gibt Studien, die darauf hinweisen, dass Impfungen Autoimmunprozesse auslösen oder verschlimmern können, und andere, die nahelegen, dass Impfungen Autoimmunreaktionen verhindern oder gar abschwächen. Grundsätzlich gilt es, Nutzen und Risiko einer Impfung gegeneinander abzuwägen. Denn feststeht: Impfstoffe können wie alle Medikamente auch Nebenwirkungen verursachen.

> Die Frage nach dem Für und Wider von Impfungen kann nicht pauschal beantwortet werden.

Medikamente

Eine Reihe von Medikamenten greift in den Schilddrüsenstoffwechsel ein und begünstigt oder verschlechtert das Krankheitsgeschehen.

Die Anti-Baby-Pille

Da mir in der Praxis immer wieder der sorglose Umgang mit der Pille zur Empfängnisverhütung begegnet, möchte ich darauf etwas genauer eingehen. Die synthetisch hergestellten Hormone unterdrücken die körpereigene Östrogen- und Progesteronbildung. Grundsätzlich begünstigen Östrogene die Krankheitsentstehung von Hashimoto, Progesteron hingegen wirkt hemmend. Um die Östrogene der Pille im Körper stabil zu halten, wird eine Ethylgruppe zugefügt. Diese wird viel langsamer abgebaut als die körpereigenen Hormone. Gleichzeitig wird die Leber stark mit den synthetischen Hormonen belastet, und oftmals hat diese infolgedessen Schwierigkeiten, die körpereigenen Hormone abzubauen.

Frauen mit Hashimoto sollten über alternative Verhütungsmethoden nachdenken.

Ich rate Frauen, die die Pille oder andere hormonelle Verhütungsmethoden nehmen, diese abzusetzen und auf alternative Verhütungsmethoden zu setzen. Bei einer Erkrankung wie Hashimoto – also einer Dysbalance im hormonellen System – ist die Gabe von Medikamenten, die das natürliche Hormonsystem weiter aus der Balance bringen, nicht sinnvoll.

Es ist auch wichtig zu wissen, dass die Gestagene in der Pille kein natürliches Progesteron sind. Sie sind synthetisch hergestellte Gelbkörperhormone und Bestandteil von Minipillen oder Kombipillen. Ihre Hauptaufgabe: Sie verhindern ein Eindringen von Samenzellen in die Gebärmutter. Sie besetzen nur die gleichen Hormonrezeptoren, was zur Folge hat, dass natürliche Progesterongaben kaum noch wirken.

Ich arbeite in der Praxis sehr gerne mit bioidentischem Progesteron, da dies ein mächtiger natürlicher Entzündungshemmer ist und viele Frauen mit Hashimoto davon profitieren. Nur sind hier die Grenzen der Selbstmedikation erreicht. Ohne Laborbefund greife auch ich nicht in das sensible hormonelle System ein. Denn schon kleinste Mengen im Pikogrammbereich – wir sprechen hier von einem Billionstel Gramm – führen zu Verschiebungen in diesem hochsensiblen System.

Es kommt hinzu, dass die Pille das Risiko der Entstehung von Blutgerinnseln und Schlaganfällen erhöht, sie plündert Vitalstoffe, darunter Zink, Folsäure, die Vitamine B6 und B_{12} wie auch die Aminosäure Tyrosin, die für den Aufbau von Schilddrüsenhormonen gebraucht wird (siehe Seite 100). Sie verändert die normale Darmflora (siehe Seite 31), und wegen der hormonell ausgelösten Pseudoschwangerschaft kommt es zu einer immunologischen Verschiebung von TH1 zu TH2.

Amiodaron wurde ursprünglich zur Behandlung von Angina pectoris eingeführt und wird heute hauptsächlich als Antiarrhythmikum (zur Behandlung von Herzrhythmusstörungen) verwendet. Durch das Medikament können sowohl eine Schilddrüsenunter- wie auch -überfunktion entstehen.

Antidepressiva begünstigen oftmals eine Schilddrüsenunterfunktion und greifen zudem häufiger in den Serotoninstoffwechsel ein. Jedoch sind gerade Menschen mit Hashimoto häufiger von depressiven Verstimmungen geplagt. Pflanzliche Mittel wie Johanniskraut (siehe Seite 135) können bei leichteren Beschwerden eine Alternative sein.

Antazida, aluminiumhaltige Mittel zur Neutralisierung der Magensäure bei Sodbrennen (Wirkstoff Natriumhydrogencarbonat, Calciumcarbonat, Magnesiumcarbonat), können die Wirkung von L-Thyroxin abschwächen.

Antidiabetika: Die Wirksamkeit von blutzuckersenkenden Medikamenten wie Metformin kann durch die Einnahme des Schilddrüsenhormons L-Thyroxin vermindert werden. Diabetiker sollten bei der Einnahme von T4 regelmäßig den Blutzuckerspiegel messen und gegebenenfalls ihren Diabetologen informieren.

Betablocker (Betarezeptorenblocker) sind Medikamente, die bei Bluthochdruck und Herzrhythmusstörungen verordnet werden. Sie stören die Umwandlung des Schilddrüsenhormons T4 in T3, wodurch erstmals Unterfunktionssymptome auftreten können oder sich eine bereits vorhandene Schilddrüsenunterfunktion verstärken kann.

Kortison (Glucocorticoide) und anhaltender **Stress** (fördert die vermehrte Ausschüttung des körpereigenen Cortisols) können die Wirkung von L-Thyroxin vermindern (siehe auch Seite 61).

Interferone: Sowohl Interferon-Alpha als auch Interferon-Beta sind Bestandteil der Behandlung verschiedener anderer Erkrankungen wie Hepatitis C (Interferon-alpha) oder Multiple Sklerose (Interferon-beta). Dadurch kann eine Hashimoto-Thyreoiditis ausgelöst werden oder sich verschlechtern.

Lithium wird bei der Behandlung von depressiven Störungen eingesetzt. Es hemmt den Transport von Jod innerhalb der Schilddrüse. Das führt letztendlich dazu, dass auch die Freisetzung der Schilddrüsenhormone T4 und T3 beeinträchtigt wird.

Pflanzliche Arzneimittel mit immunstimulierender Wirkung, z. B. Sonnenhut (Echinacea), Taigawurzel (Eleutherococcus senticosus) oder auch Wasserdost (Eupatorium perfolatium), sind potente Heilpflanzen, die jedoch bei einem Autoimmungeschehen wie Hashimoto das Immunsystem zu stark aktvieren können.

Protonenpumpenhemmer wie Omeprazol oder Pantoprazol gehören zu den häufig verordneten Medikamenten bei Sodbrennen oder Magengeschwüren (siehe auch Antazida). Sie sollten erst drei bis vier Stunden nach der Einnahme von L-Thyroxin eingenommen werden (siehe auch Seite 61).

Statine sind Mittel zur Senkung erhöhter Cholesterinwerte. Einige Präparate können die Aufnahme von L-Thyroxin hemmen. Befragen Sie dazu Ihren behandelnden Arzt (siehe auch Seite 61).

Nahrungsmittelbestandteile

Natürliche wie auch synthetisch hergestellte Nahrungsbestandteile können individuell verschieden das Krankheitsgeschehen negativ beeinflussen.

Gluten ist ein Speicherprotein im Getreide und wird auch als Klebereiweiß bezeichnet. Es hält den Teig zusammen und verbessert die Backqualität. Schon kleinste Spuren von Gluten führen bei Zöliakie-Betroffenen zu Beschwerden. Hashimoto-Betroffene haben in der Regel eine Glutenunverträglichkeit (siehe Seite 124), das heißt, sie tolerieren nur kleine Mengen an Getreide. Weizen, Gerste, Roggen, Dinkel und Grünkern, Emmer und Einkorn sollten deshalb gemieden werden. Denn Gluten steht unter Verdacht, eine Autoimmunreaktion gegen das Schilddrüsengewebe auszulösen und auch im weiteren Krankheitsverlauf negative Auswirkungen auf das Ausmaß der Schilddrüsenentzündung zu haben. Zudem ist Gluten oft die Ursache für nicht therapierbare Gewichtszunahmen.

Aspartam (E951), ein Süßungsmittel, das oftmals Softgetränken wie Cola light zugesetzt wird, zerfällt nach der Nahrungsaufnahme wieder in seine Bestandteile (Asparaginsäure, Methanol). Diskutiert werden neurologische Schäden wie auch hormonelle Einflüsse.

Azofarbstoffe (E102, E110, E122, E123, E124, E129, E151, E154, E155, E180) zum Färben von Lebensmitteln lassen Süßwaren wie beispielsweise Gummibärchen farbig leuchten und können sich nachteilig auf die Konzentration auswirken.

Glutamat (E621), ein Geschmacksverstärker, der zu den umstrittenen Zusatzstoffen zählt, ist in fast allen Fertigbrühen und Würzmitteln vorhanden. Er verleiht Fertiggerichten, Tütensuppen, Soßenpulver oder Flips und Chips einen intensiven Geschmack. Unter anderem steht Glutamat im Verdacht, Nervenzellen zu schädigen.

Verdickungsmittel (E410, E412, E413, E414, E415, E417) begünstigen möglicherweise allergieähnliche Symptome und sind damit auch bei einem Autoimmungeschehen nicht förderlich.

Toxine aus Nahrung und Umwelt

Belastungen in unserer Umwelt mit unterschiedlichsten Schadstoffen sind keinem Lebewesen, insbesondere aber Menschen mit einem Autoimmungeschehen nicht zuträglich. Wenngleich wie immer die Dosis das Gift macht, rate ich generell dazu, Giftstoffe soweit als möglich zu meiden. Teilweise ist das schwierig, denn sie sind in der Luft, im Wasser, in der Kleidung, in Baustoffen oder in unserer Nahrung vorhanden.

Acrylamid: Der chemische Stoff entsteht bei hohen Temperaturen von über 175 °C beim Braten, Frittieren oder Backen von stärke- und eiweißhaltigen Lebensmitteln. Acrylamid steht im Verdacht, krebserregend zu sein, und soll unter anderem Tumore der Schilddrüse begünstigen.

Alkohol: Viele Hashimoto-Erkrankte stellen eine Alkoholunverträglichkeit fest. Oftmals ist durch eine durchlässige Darmwand die Leber belastet (siehe Seite 123); doch auch jeder Tropfen Alkohol muss von der Leber entgiftet werden. Geschieht dies nicht ausreichend, kommt es nach dem Genuss von Alkohol zu Müdigkeit, Kopfschmerzen und Unwohlsein.

Aluminium: Das Leichtmetall steht im Verdacht, Krebserkrankungen und Alzheimer zu begünstigen. Es ist in Deodorants enthalten und dient als Wirkverstärker von Impfstoffen, findet sich jedoch auch in Konservendosen oder aluminiumhaltigem Kochgeschirr.

Antibiotika in Lebensmitteln: In der industriellen Tierhaltung werden jährlich tonnenweise Antibiotika verfüttert. Dadurch entstehen häufig multiresistente Keime, die sich auch in der menschlichen Darmflora ansiedeln können. Ein Ungleichgewicht von nützlichen und schädlichen Darmbewohnern ist bei fast allen Erkrankten mit einem Autoimmungeschehen nachweisbar. Vor allem Breitband-Antibiotika sind problematisch, da sie keinen Unterschied zwischen krankheitsverursachenden Bakterien und Darmsymbionten machen.

Flammschutzmittel wie PBDE (polybromierte Diphenylether): Sie kommen in Teppichen, Vorhängen oder Matratzen, aber auch elektrischen Geräten vor, um sie schwer entflammbar zu machen. Bromierte Flammschutzmittel sind schwer abbaubar, reichern sich in Lebewesen und der Muttermilch an, können die Nerven schädigen und sind möglicherweise krebserregend.

Fluorid: Dieser Stoff ist bei Zahnärzten sehr beliebt, denn er verhindert die Kariesbildung. Problematisch ist Fluorid deshalb, weil es sich um eine toxische Substanz handelt, die zudem mit Jod um die Bindungsstellen der Rezeptoren der Schilddrüse konkurriert. Eine Schilddrüsenunterfunktion kann die Folge sein oder eine bereits bestehende Unterfunktion sich verschlechtern. Fluorid in der Zahnpasta ist das kleinere Problem, denn Zahnpasta wird nicht geschluckt. Anders sieht es bei den Produkten aus, die in den Körperkreislauflauf gelangen. Schwarztee hat von Natur aus einen hohen Fluoridgehalt. Haushaltssalz wie auch einigen Arzneimitteln oder Nahrungsergänzungsmitteln wird oft Fluorid zugesetzt. Beachten Sie deshalb die Inhaltsangaben und Beipackzettel.

Formaldehyd in Spanplatten, Fertigparkett, Lacken, Farben oder auch Tabak: Der Stoff gilt allgemein als gesundheitsschädlich, er kann die Schleimhäute reizen und Krebserkrankungen auslösen. Vollholzmöbel, echtes Parkett und biologische Farben und Lacke und hier eine gute Alternative.

Fremdeiweiß im Säuglingsalter: Wenngleich Hashimoto keine Erkrankung im Kleinkindalter ist, können auch hier schon die Weichen für die weitere Entwicklung gestellt werden. Fremdeiweiße in Muttermilchersatzprodukten stören nach neuesten Erkenntnissen die Entwicklung des Immunsystems von Babys. Egal welche Ersatzprodukte – und seien sie noch so hypoallergen –: Die Qualität einer Muttermilch können sie nie erreichen.

Parabene: Sie werden von der Industrie als kostengünstige Konservierungsstoffe Kosmetikprodukten (Cremes, Zahnpasten, Duschgels, Shampoos), aber auch einigen Medikamenten zugesetzt. Viele Studien zeigen eine gesundheitsschädliche Wirkung auf das weibliche Hormonsystem. Parabene reichern sich im Körper an, können die Fortpflanzung beeinträchtigen und werden mit der Entstehung von Brustkrebs in Verbindung gebracht. Pflanzliche Produkte ohne synthetische Zusätze, Duftstoffe oder Farben sind generell eine gute Alternative zu synthetisch hergestellten Produkten.

Pestizide (Herbizide, Insektizide, Fungizide): Gerade in landwirtschaftlichen Gebieten finden sich vermehrt Pestizide in der Luft, im Boden und in den Gewässern. Besonders Unkraut- und Insektenvernichtungsmittel wie Glyphosat und Pyrethroide scheinen sich auf das Hormonsystem schädigend auszuwirken. Pestizidrückstände kommen in Nahrungsmitteln (Obst, Gemüse, Getreide), die in industrieller Intensivlandwirtschaft angebaut werden, häufig vor. In der ökologischen Landwirtschaft dürfen sie nicht eingesetzt werden.

PCB (polychlorierte Biphenyle): Die giftigen Chlorverbindungen sind fatalerweise geruchslos und wurden bereits 2001 weltweit verboten, finden sich jedoch bis heute in vielen Gewässern, im Boden und in der Atmosphäre. Sie wurden in Transformatoren, in Hydraulikflüssigkeiten, als Weichmacher in Lacken, Dichtungsmassen, Isoliermitteln und Kunststoffen verwendet. PCB ist ein Zellgift, das die Leber schädigt, das Erbgut wie auch das zentrale Nervensystem und das Immunsystem nachteilig beeinflusst, eine hormonähnliche Wirkung hat und demnach auch die Schilddrüsenfunktion schädigt.

Rauchen: Durch das Rauchen kommt es nicht nur zu Organ- und Gefäßschädigungen, auch die Schilddrüse leidet darunter, da die erhöhte Thiozyanatkonzentration die Jodaufnahme der Schilddrüse behindert.

Schwermetalle: Blei findet sich in alten Wasserleitungsrohren oder gelangt durch Abgase in den Boden und in die Nahrungskette. Kadmium gelangt durch Müllverbrennungsanlagen in die Umwelt, Quecksilberverbindungen finden sich in Impfstoffen und Zahnfüllungen aus Amalgam. Auch fetter Fisch (Thunfisch, Lachs, Sardellen) kann eine Schwermetallquelle sein. Schwermetalle können die Schilddrüsenfunktion stören. Die dringend empfohlene Entfernung von Amalgamfüllungen sollte nur ein ganzheitlich arbeitender Zahnarzt durchführen.

Xenoöstrogene: Dieser Überbegriff umfasst mehrere Stoffe, die nicht im Körper selbst gebildet werden, sich jedoch an körpereigene Rezeptoren binden und die Wirkung natürlicher Hormone verändern. Dazu zählen:

- Phthalate, die als Weichmacher kosmetischen Produkten (Sonnencremes, Haarsprays, Parfums, Nagellacken), Bodenbelägen (PVC), Textilien (Duschvorhänge), Kinderspielzeug oder Lebensmittelverpackungen zugesetzt werden. Sie sind chemisch nicht fest gebunden und gelangen durch Abrieb, Auswaschung und Ausgasung in die Umwelt und damit in den Körper.
- Der Weichmacher Bisphenol A ist Ausgangsstoff für Plastikstoffe und wird bei der Herstellung von Trinkflaschen, Lebensmittelboxen oder auch Thermopapier (Kassenbons) gebraucht. Gesundheitsschädigungen wie hormonelle Dysbalancen werden diskutiert.

Bei Männern können Weichmacher zu einer Verschlechterung der Spermienqualität führen, Frauen zeigen unter dem Einfluss von Weichmachern die typischen Wirkungen einer Östrogendominanz.

Zusatzstoffe in Kosmetikprodukten
Arsen in Foundations, Blei und Arsen im Lippenstift, Kadmium in Eyeliner und Concealer, Nickel in Puder und Rouge, Formaldehyd im Nagellack, Beryllium im Mascara: das sind Stoffe, die uns nicht zuträglich sind. Die Alternative sind Kosmetikprodukte mit ökologischem Siegel. Auf der Internetseite des Bundes für Umwelt und Naturschutz Deutschland e.V. (BUND) können Sie einen Kosmetik-Check problematischer Stoffe durchführen: www.bund.net/themen/chemie/toxfox

Vitalstoffmangel

Auf dieses Thema gehe ich im Abschnitt „Vitalstoffe" (siehe Seite 79) genauer ein. Der Vollständigkeit halber führe ich die Stoffe hier stichpunktartig auf.

Vitamin B, insbesondere B_{12}-Mangel: Die einzelnen B-Vitamine unterstützen sich gegenseitig, weshalb die Einnahme eines Komplexes sinnvoll ist.

Vitamin C: Kann gut mit Eisen kombiniert werden und begünstigt die Aufnahme von Eisen im Körper.

Vitamin D: Wirkt antientzündlich und reguliert das Immunsystem. Jedoch besteht bei Hashimoto häufiger eine Fehlfunktion der Vitamin-D-Rezeptoren.

Eisen: Chronische Entzündungen bedingen generell einen erhöhten Eisenverbrauch.

Jod: Ein Balanceakt: Sowohl zu viel als auch zu wenig Jod bringt die Schilddrüse aus dem Gleichgewicht.

Magnesium: Ein verlangsamter Stoffwechsel führt dazu, dass auch Magnesium nicht ausreichend aufgenommen wird.

Omega-3-Fettsäuren: Wirken sich wegen ihrer entzündungshemmenden Eigenschaften generell günstig bei Autoimmunprozessen aus.

Selen: Das Spurenelement gehört zu den Antioxidantien, sogenannten Radikalfängern, wirkt entzündungshemmend und wird bei der Umwandlung von T4 zu T3 gebraucht.
Zink: Vor allem bei Infekthäufigkeit und einem „löchrigen Darm“ können sich Zinkgaben positiv auswirken.

Gestörte Darmflora

Störungen der mikrobiologischen Darmflora mit Schädigung der Darmwand (siehe Seite 123) sind ein Therapieschwerpunkt ganzheitlicher Therapiekonzepte. Denn der Darm ist Sitz des Immunsystems und spielt eine entscheidende Rolle bei der Entstehung von Autoimmunerkrankungen. Durch den engen Zusammenhang zwischen Darmflora und der Ausprägung von Autoimmunerkrankungen bessern sich diese in der Regel nach einer mikrobiologischen Therapie.

Seelische und soziale Einflüsse

Traumata, der Tod eines nahen Menschen oder eines geliebten Tieres, eine schwierige Kindheit, Liebesentzug, Mobbing, tiefe Kränkungen, Beziehungsprobleme, Trennung vom Partner und ganz allgemein Dauerstress sind Faktoren, die eine Autoimmunerkrankung forcieren können. Negative Gefühle wie Angst und Ärger können die Abwehrkräfte und damit das Immunsystem schwächen. Nicht wenige Betroffene berichten von belastenden Lebenssituationen oder gar von einem Zustand der Ausweglosigkeit vor dem Ausbruch der Erkrankung.

Dauerhafter Stress ist ein Faktor, der sich an den hormonproduzierenden Drüsen, genauer gesagt an den Nebennieren, messen lässt. Zunächst produziert die Nebenniere erhöhte Cortisol- und DHEA-Werte. Bei einer Erschöpfung wie Burn-out sinken die beiden Werte unter den Normbereich, und vor allem Cortisol ist dann in einigen Fällen kaum noch nachweisbar. Zur Diagnostik überforderter oder ermüdeter Nebennieren ist ein Speicheltest

Dauerhafter Stress ist ein Faktor, der sich messen lässt.

sinnvoll, den Sie bei einem Heilpraktiker oder im Selbsttest (siehe Seite 130) durchführen können. Die Auswertung sollten Sie jedoch mit einem Therapeuten besprechen.

Hashimoto-Symptome: Die vielen Gesichter der Erkrankung

Weil Hashimoto so viele Gesichter hat und sich langsam und schleichend entwickelt, dauert es bis zur Diagnose manchmal viele Jahre. Und das sind keine Einzelfälle! Zudem gibt es individuelle Verläufe und Symptome, die an einigen Tagen stärker zum Vorschein kommen, wieder abklingen und erneut auftreten können. Die nachfolgende Liste ist nicht vollständig, gibt Ihnen aber einen guten Überblick über die häufigsten Beschwerden.

Beschwerden trotz Normwerten

Schilddrüsenwerte im Normalbereich bedeuten nicht automatisch, dass es Ihnen auch gut geht oder Sie gesund sind. Vor allem zu Beginn der Hashimoto-Erkrankung kann der Körper noch kompensieren. Dann sind die Hormonwerte oft noch im Normbereich oder es zeigt sich bereits eine Erhöhung des TSH-Wertes (siehe Seite 51), damit ein normaler Schilddrüsenspiegel aufrechterhalten werden kann. Es können jedoch schon Symptome einer Unterfunktion (Hypothyreose) bestehen. Dieser Zustand wird als subklinische Hypothyreose bezeichnet. In dieser Phase ist die Unterstützung mit Hormonglobuli (siehe Seite 106) und Vitalstoffen besonders effektiv.

Körperliche Beschwerden

Hals- und Rachenbeschwerden

Nicht jede Schilddrüsenentzündung muss mit Beschwerden im Hals verbunden sein. Bei vielen Hashimoto-Betroffenen ist der Verlauf sogar schmerzfrei. Anhaltende leichte Halsschmerzen, ein Kloßgefühl im Hals bis hin zu Schluckbeschwerden, Rötungen im Rachenraum oder auch eine Rötung der Haut im Halsbereich können Anzeichen der Hashimoto-Thyreoiditis sein oder auch nur im Fall eines Schubes auftreten.

Anhaltende Müdigkeit und Erschöpfung

Müdigkeit und eine übermäßig schnelle Erschöpfung sind typische Symptome einer Hashimoto-Thyreoiditis. Vitalstoffmangel,

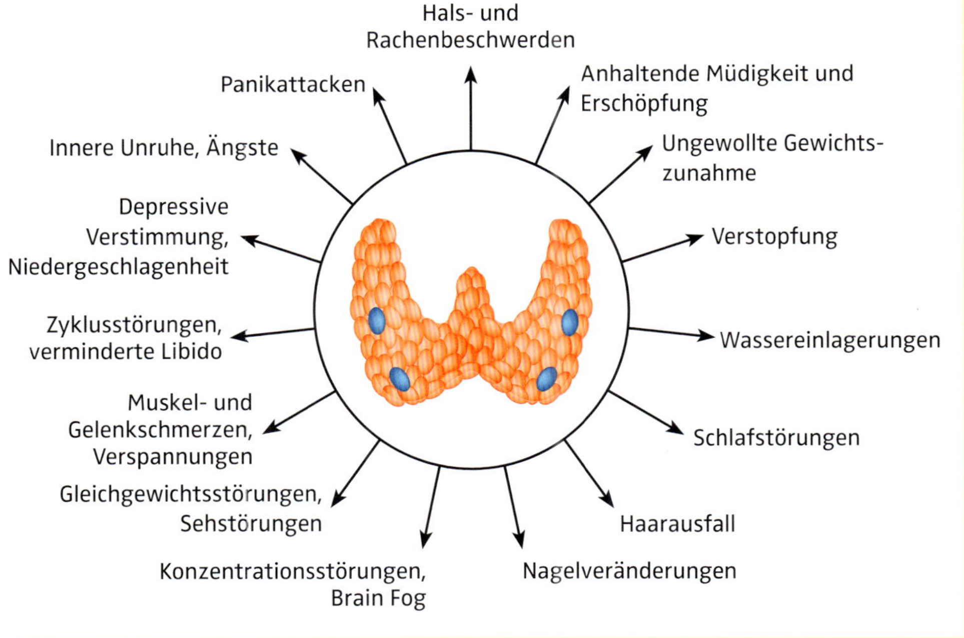

Die unterschiedlichen Symptome der Hashimoto-Thyreoiditis

ein durch die Schilddrüsenunterfunktion verlangsamter Stoffwechsel und eine Nebennierenschwäche machen schlapp und müde und lassen Betroffene schneller frieren, weil generell im Körper ein Energiemangel vorherrscht.

Ungewollte Gewichtszunahme

Früher hieß es bei Übergewicht: „Man hat's an den Drüsen." Im Fall von Hashimoto ist das wirklich so. Neben vermehrtem Haarausfall ist die ungewollte Gewichtszunahme der häufigste Grund, warum Hashimoto-Betroffene meine Praxis aufsuchen. Aussagen wie „Ich muss Essen nur ansehen und nehme zu" höre ich immer wieder – es kommt also ohne Änderung der Ernährungsgewohnheiten zur Gewichtszunahme. Bei Frauen in den Wechseljahren wird die Gewichtszunahme häufig auf die Hormonumstellung der Geschlechtshormone geschoben. Doch kann auch eine Unterfunktion der Schilddrüse den Stoffwechsel verlangsamen und den Grundumsatz um etwa fünf, in seltenen Fällen um bis zu zehn Prozent reduzieren. So entstehen pro Jahr mehrere Kilogramm mehr auf der Waage.

Bei Frauen in den Wechseljahren wird die Gewichtszunahme häufig auf die Hormonumstellung geschoben, doch kann auch eine Unterfunktion der Schilddrüse der Grund sein.

Verstopfung

Wenn Sie bei Hashimoto in eine deutliche Schilddrüsen-Unterfunktion rutschen, dann ist Verstopfung eines der am meisten genannten Symptome. Der reduzierte Stoffwechsel setzt die Darmtätigkeit herab, weshalb der Stuhl deutlich langsamer vorwärtstransportiert wird. Dadurch kann sich eine erhebliche Verstopfung entwickeln. Die Stauung wird nicht nur als sehr unangenehm empfunden, es verbleiben auch Giftstoffe im Körper, die eine zusätzliche Belastung darstellen.

Achtung bei erhöhter Stuhlfrequenz
Wenngleich die Schilddrüsenunterfunktion in der Regel zu einer verlangsamten Darmpassage führt, berichten trotzdem einige Betroffene von erhöhten Stuhlfrequenz oder Durchfall. Dann liegen vermutlich eine Fehlbesiedelung oder eine leichte Entzündung im Darm vor und der Körper versucht, Krankheitserreger auszuscheiden.

Wassereinlagerungen

Schwellungen durch Wassereinlagerungen, sogenannte Ödeme, zeigen sich vor allem im Gesicht, an den Augenlidern und den Extremitäten. Die Wassereinlagerungen können mehrere Kilogramm betragen und sind das Resultat einer Schilddrüsenunterfunktion mit verminderter Lymphleistung (bedingt durch eine verminderte Spannung der glatten Muskulatur der Gefäße) oder auch einer Fehlbesiedelung im Darm. Einige krank machende Darmkeime scheiden Toxine aus, die leicht eine löchrige Darmwand passieren können. Wenn der Körper sie nur ungenügend ausscheiden kann, versucht er sie mit Wasser zu „verdünnen“.

Schlafstörungen

Während es in Zeiten einer Überfunktion vermehrt zu Ein- wie auch Durchschlafstörungen kommen kann, überwiegt in Zeiten einer Unterfunktion ein vermehrtes Schlafbedürfnis. Nicht selten berichten Betroffene davon, dass sie zehn und mehr Stunden Schlaf täglich brauchen. Generell fühlen sich Menschen mit einer Schilddrüsenunterfunktion schnell erschöpft und müde und sie schlafen auch schnell ein, werden jedoch auch bald wieder wach, da die Schlaftiefe nicht erreicht wird.

Haarausfall

Haarausfall kann vor allem für Frauen ziemlich belastend sein. Funktionsstörungen der Schilddrüse, der Geschlechtshormone sowie fehlende Vitalstoffe oder chronische Vergiftungen kommen neben genetischen Ursachen für Haarausfall infrage. Eine Überfunktion der Schilddrüse kann sich durch dünne, feine und brüchige Haare äußern. Da die Haare früher in die Ruhephase wechseln, erreichen sie auch nur eine geringe Länge. Bei einer Unterfunktion der Schilddrüse wirken die Haare matt, stumpf, trocken und brüchig. Nach und nach dünnen die Haare aus, die Haardichte nimmt ab. Auch Augenbrauen, die am äußeren Rand lichter werden oder verschwinden, sind ein typisches Zeichen einer Schilddrüsenunterfunktion.

Nagelveränderungen

Brüchige Finger- und Fußnägel und auffallende Längs- und Querfurchen können ihren Ursprung in einer Schilddrüsenunterfunktion haben. Weiße Flecken auf den Nägeln deuten auf einen Zinkmangel hin, und verschwindende Nagelmonde sind typisch für eine Unterfunktion der Schilddrüse.

Konzentrations- und Wortfindungsstörungen, Brain Fog

Brain Fog (ein ständiger Nebel im Kopf) oder auch Konzentrationsstörungen können sehr belastend sein. Treten die Symptome plötzlich auf, können ein akuter Entzündungsschub oder auch ein akuter T3-Mangel dafür verantwortlich sein. Länger bestehende Symptome und Wortfindungsstörungen können eher durch chronische Entzündungen der Schilddrüse bedingt sein, möglicherweise auch durch Störungen im Neurotransmitterhaushalt (der Botenstoffe im Gehirn) und eine damit unzureichende Energieversorgung des Gehirns.

Gleichgewichtsstörungen, Drehschwindel, Sehstörungen

Das sind ernst zu nehmende Symptome, die von einem HNO- und Augenarzt abgeklärt werden müssen. Neben Elektrolytverschiebungen bedingt durch die Schilddrüsenunterfunktion kom-

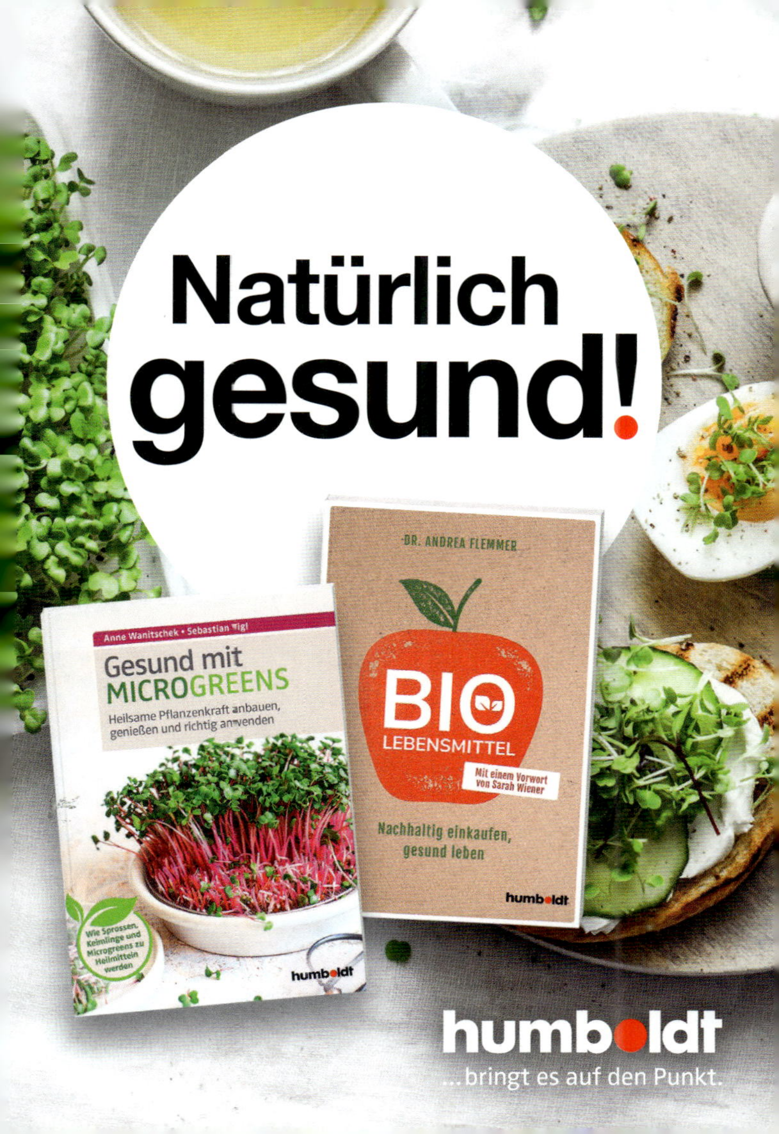
Natürlich
gesund!
DR. ANDREA FLEMMER
BIO
LEBENSMITTEL
Mit einem Vorwort von Sarah Wiener
Nachhaltig einkaufen, gesund leben
humboldt
Anne Wanitschek • Sebastian Vigl
Gesund mit
MICROGREENS
Heilsame Pflanzenkraft anbauen, genießen und richtig anwenden
Wie Sprossen, Keimlinge und Microgreens zu Heilmitteln werden
humboldt
humboldt
... bringt es auf den Punkt.

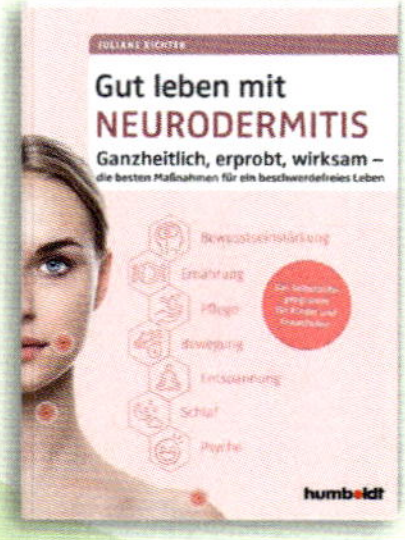

Juliane Richter

Gut leben mit Neurodermitis

- Die Autorin ist dank ihres Selbsthilfeprogramms seit vielen Jahren beschwerdefrei
- Für alle, die nach einer ganzheitlichen Behandlungsmethode für Neurodermitis suchen

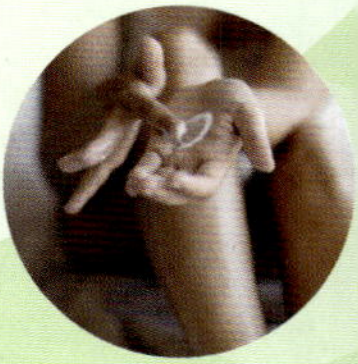

136 Seiten, ca. 25 Abbildungen
ISBN 978-3-8426-2996-7
€ 19,99 [D] · € 20,60 [A]

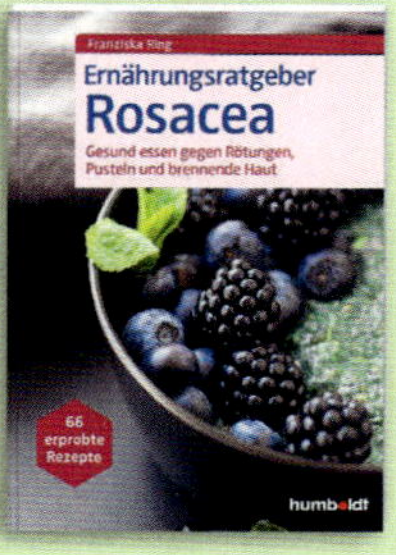

Franziska Ring

Ernährungsratgeber Rosacea

- Fundierter Ernährungsleitfaden: Der Ratgeber basiert auf zahlreichen wissenschaftlichen Studien sowie auf erprobten Selbsthilfemaßnahmen
- Die Autorin ist selbst von Rosacea betroffen und hat alle Rezepte auf ihre Verträglichkeit getestet

160 Seiten, ca. 30 Abbildungen
ISBN 978-3-8426-3018-5
€ 19,99 [D] · € 20,60 [A]

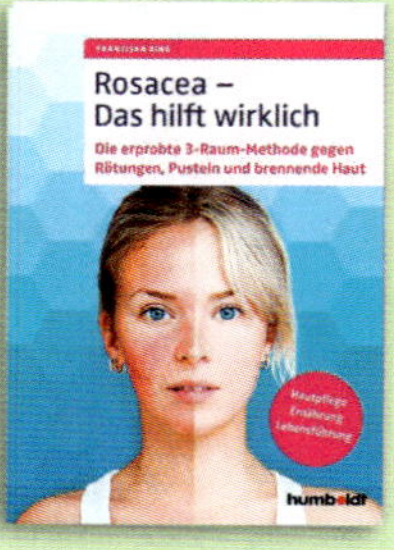

Franziska Ring

Rosacea – Das hilft wirklich

- Die erprobte 3-Raum-Methode gegen Rötungen, Pusteln und brennende Haut
- Alles über Hautpflege, Ernährung und Lebensführung
- Basierend auf wissenschaftlichen Studien sowie erprobten Tipps zur Selbsthilfe

2. Auflage, 160 Seiten, ca. 10 Abbildungen
ISBN 978-3-86910-052-4
€ 19,99 [D] · € 20,60 [A]

men dafür auch Entzündungen des Sehnervs oder von Hirnnerven wie auch Infektionen, beispielsweise mit Borrelien, infrage.

Muskelschmerzen, Verspannungen, Gelenkschmerzen

Häufige Symptome bei Autoimmunprozessen ganz allgemein, vor allem in Zeiten von Schüben, sind unspezifische muskelkaterähnliche Schmerzen und Verspannungen der Muskeln, steife Gelenke oder schmerzende Sehnen, vor allem morgens. Die Symptome ähneln denen bei Rheuma (Einreibungen mit Birken-Rheuma-Öl, mit Arnika oder Aconit Schmerzöl, beide von Wala®, können hilfreich sein).

Hashimoto-Betroffene klagen vergleichsweise häufig über diese Symptome. Weitere Autoimmunerkrankungen des rheumatischen Formenkreises mit Autoantikörperbildung, die Muskeln und Sehnen angreifen, kommen als Ursache infrage. Denkbar sind auch Störungen im Neurotransmitterhaushalt, was zu vermehrten Nervenschmerzen führen kann, Veränderungen an den Nebennieren oder auch Nährstoffdefizite – an vorderster Stelle steht das Spurenelement Magnesium.

> Häufige Symptome bei Autoimmunprozessen ganz allgemein, vor allem in Zeiten von Schüben, sind unspezifische Schmerzen der Muskeln und Gelenke.

Zyklusstörungen, unerfüllter Kinderwunsch, verminderte Libido

Verlängerte wie auch verkürzte Monatszyklen, Zwischenblutungen, Dauerblutungen (vor allem zu Beginn der Wechseljahre), ein Ausbleiben der Blutung vor dem Klimakterium, eine verminderte Libido oder auch ein unerfüllter Kinderwunsch können sehr belastend sein. In diesem Fall ist ein naturheilkundlich ausgebildeter Arzt oder Heilpraktiker gefragt, der das fein austarierte Netzwerk mehrerer Hormone betrachtet. Die alleinige Gabe von Schilddrüsenhormonen reicht hier meist nicht aus, die Gabe von synthetisch hergestellten Geschlechtshormonen ist nicht immer zielführend und birgt die Gefahr von erheblichen Nebenwirkungen. Bioidentische Hormongaben in Verbindung mit einer Vitalstofftherapie können hier die Lösung sein.

Psychische Beschwerden

Das kleine Organ Schilddrüse hat nicht nur Einfluss auf körperliche Vorgänge, sondern auch einen erheblichen Einfluss auf unsere Psyche und das seelische Gleichgewicht. Jegliche Art von Funktionsstörungen der Schilddrüse ist mit psychischen Symptomen gekoppelt. Infolgedessen können die Lebensqualität und das psychische Gleichgewicht erheblich gestört sein.

Depressive Verstimmung, Niedergeschlagenheit

Die in der Schilddrüse produzierten Hormone aktivieren nicht nur den Stoffwechsel, sondern haben auch Einfluss auf die Nervenzellen, die unser seelisches Empfinden und die Stimmung beeinflussen. Durch die Unterfunktion der Schilddrüse entsteht eine Minderversorgung des Gehirns mit Energie, deshalb kann eine depressive Verstimmung verstärkt oder auch ausgelöst werden. Hinzu kommt, dass in den Nebennieren oft zu wenig Cortisol und DHEA produziert werden, Gleiches gilt für die Geschlechtshormone Progesteron, Testosteron und die Östrogene. Wegen der Auswirkungen auf die Psyche kommt es in der Praxis immer wieder vor, dass Schilddrüsenerkrankungen und insbesondere die Hashimoto-Thyreoiditis als psychische Erkrankungen fehldiagnostiziert werden.

Innere Unruhe, Ängste

Die Hashimoto-Thyreoiditis entwickelt sich als ein langsamer und schleichender Prozess. Innere Unruhe und bisher nicht gekannte Ängste können erste Hinweise sein. Aber auch ein Schub kann sich durch diese Symptome bemerkbar machen. Die entzündlichen Prozesse bedingen eine Fehlfunktion des Gehirns. Die gute Nachricht: Mit einer gut eingestellten Schilddrüse bessern sich in der Regel auch die Angstsymptome.

Panikattacken

Panikattacken treten meist erst im fortgeschrittenen Krankheitsverlauf auf. Sie werden als ein bedrohliches Ereignis empfunden. Ein beschleunigter Herzschlag und Herzrhythmusstörungen verbunden mit einer Atembeklemmung lassen zunächst an ein akutes Herzgeschehen denken, weshalb viele Betroffene in der Notaufnahme landen. Vermutlich sind akute hormonelle Verschiebungen, insbesondere des Stresshormons Cortisol, die Ursache für diese körperlichen Reaktionen.

Fehldiagnosen

Da viele Schilddrüsensymptome sehr unspezifisch sind, werden vor allem die Beschwerden im Anfangsstadium von Ärzten oft ignoriert oder fehlgedeutet. Nicht wenige Menschen mit Hashimoto bekommen Antidepressiva oder angstlösende Medikamente verschrieben, ohne dass die Funktion der Schilddrüse erfasst wird. Bei einer Schilddrüsenunterfunktion zeigen jedoch Antidepressiva kaum Wirkung.

Begleiterkrankungen

Bei Hashimoto können Begleiterkrankungen, weitere Autoimmunerkrankungen oder auch Folgeerkrankungen auftreten. Deshalb ist es sinnvoll, bei Kontrolluntersuchungen nicht nur die Schilddrüse, sondern auch andere Organe wie etwa Herz, Leber, Nieren und weitere endokrine Organe zu untersuchen. Die nachfolgende Liste gibt Ihnen einen groben Überblick möglicher Begleiterkrankungen.

Autoimmune Gastritis

Diese Erkrankung ist ein häufiger Begleiter von Hashimoto. Sie verläuft lange Zeit symptomlos, im späteren Stadium können Magenschmerzen oder Sodbrennen auftreten. Durch den Mangel an Magensäure kommt es zu einer unzureichenden Verdauung

mit Blähungen, einer Fehlbesiedelung des Dünndarms und zu Verlusten an Vitalstoffen (allen voran Eisen und Vitamin B_{12}). Das Leitsymptom ist jedoch ein Säurereflux, der eben nicht – wie häufig angenommen – durch zu viel Magensäure, sondern durch zu wenig Magensäure verursacht wird. Die Gabe von Säureblockern führt in diesem Fall zu weiter anhaltenden Beschwerden.
Naturheilkundliche Therapieansätze: Zufuhr von Eisen, Vitamin B_{12} sowie Bitterstoffen. Chicorée, Radicchio, Löwenzahn oder eine bittere Pflanzenmischung wie das Bitter-Elixier der Marktapotheke Greiff (Dosierung: 15 Tropfen in etwas Wasser geben, Einnahme am Abend) können die Magentätigkeit und die Sekretion von Magensäure anregen.

Diabetes mellitus und Vorstufen

Menschen mit Diabetes – und hier spielt es keine Rolle, ob es sich um Typ 1 (Autoimmunreaktion) oder Typ 2 (Altersdiabetes) handelt – haben ein erhöhtes Risiko, eine Hashimoto-Thyreoiditis zu entwickeln und umgekehrt. Generell besteht bei Menschen mit Autoimmunerkrankungen ein erhöhtes Risiko, andere Autoimmunerkrankungen zu entwickeln. Ein schlecht eingestellter Diabetes führt zudem zu Veränderungen des Schilddrüsenstoffwechsels. Typischerweise finden sich dann erniedrigte T3-Werte und erhöhte rT3-Werte (siehe Seite 52), während T4 und TSH oft im Normbereich liegen.

Gestörte Kohlenhydratintoleranz

Viele Hashimoto-Betroffene berichten, dass sie stärkehaltige Gemüse oder süßes Obst schlecht vertragen.

Viele Hashimoto-Betroffene berichten, dass sie stärkehaltige Gemüse oder süßes Obst schlecht vertragen. Nach einer kohlenhydratreichen Mahlzeit schnellt der Blutzuckerspiegel in die Höhe, sinkt jedoch genauso schnell wieder ab. Symptome einer Unterzuckerung (Hypoglykämie) sind Reizbarkeit, Schwäche oder Benommenheit. Bei dieser Gruppe ist häufig der Kohlenhydratstoffwechsel gestört, der eine Vorstufe für Diabetes mellitus sein kann.

Der glykämische Index

Der GI oder GLYX ist ein Maß zur Bestimmung eines kohlenhydratreichen Nahrungsmittels. Er bezeichnet die „Verbrennungsgeschwindigkeit“, also wie schnell wir Energie aus der Nahrung nutzen können. Je schneller oder höher der Blutzuckeranstieg erfolgt, desto höher ist der glykämische Index. Hoch glykämische Nahrung ist beispielsweise Weißmehl, Zucker, stärkehaltige Nahrung wie Kartoffeln, geschälter Reis, Süßigkeiten, süßes Obst.

Naturheilkundliche Therapieansätze: Meiden Sie Nahrung mit einem hohen glykämischen Index, beginnen Sie mit einem moderaten Bewegungsprogramm (z. B. 30 Minuten Walken täglich), fügen Sie den Speisen reichlich Ceylon-Zimt zu, nehmen Sie Bittermelonenkapseln ein und lassen Sie Ihren Chromspiegel überprüfen.

Lebererkrankungen

Oftmals werden in Zusammenhang mit Hashimoto eine Störung der Leberfunktion, erhöhte Transaminasen (GPT, GOT), Gallensteine und in seltenen Fällen eine Autoimmun-Hepatitis diagnostiziert. Lebererkrankungen machen oft lange Zeit keine Beschwerden; Anzeichen dafür sind Müdigkeit oder diffuse Oberbauchbeschwerden.

Naturheilkundliche Therapieansätze: Die Leber profitiert von Bitterstoffen. Rucola, Endiviensalat und Löwenzahnblätter können Sie in den täglichen Speiseplan mit einbauen. Ein- bis zweimal jährlich können Sie mit einer Bitterstoffkur die Leber aktivieren (z. B. mit dem Bitter-Elixier der Marktapotheke Greiff, Einnahme 15 Tropfen abends). Wenn die Leber bereits geschädigt ist, dann sind Mariendistelpräparate das Mittel der Wahl (z. B. Hepatos Mariendisteldragees von Hevert).

Paradontitis

Die Entzündung des Zahnfleischs wird durch ein bakterielles Ungleichgewicht in der Mundhöhle ausgelöst. Ursache dafür ist – wie bei einer Hashimoto-Erkrankung auch – ein nicht intaktes Immunsystem. Typische Anzeichen für diese Erkrankung sind Zahnfleischbluten und Mundgeruch.

Naturheilkundliche Therapieansätze: Weglassen von zuckerreicher Nahrung, Umstieg auf fermentierte Nahrungsmittel (siehe Seite 71) und Ölziehen: Am Morgen vor dem Zähneputzen 1 EL Sesamöl oder Sonnenblumenöl in die Mundhöhle geben und mindestens 5 Minuten das Öl durch die Zähne ziehen. Das Öl reichert sich mit den Bakterien an und sollte deshalb keinesfalls geschluckt, sondern in ein Tuch gespuckt und entsorgt werden.

Progesteronmangel und Östrogendominanz

Ein Ungleichgewicht der weiblichen Hormone ist eine sehr häufige Begleiterkrankung bei Hashimoto – kein Wunder, denn wie schon erwähnt sind all unsere hormonproduzierenden Organe wie Zahnräder miteinander verbunden.

> Östrogene behindern die Wirkung von T3 und T4, womit sich eine Schilddrüsenunterfunktion entwickeln oder verschlechtern kann.

Östrogendominanz: Östrogene sind weibliche Sexualhormone, ohne die der weibliche Zyklus und das Entstehen einer Schwangerschaft nicht möglich ist, die jedoch bei Überproduktion Entzündungen und Autoimmunprozesse fortbestehen lassen. Zudem behindern Östrogene die Wirkung von T3 und T4, womit sich eine Schilddrüsenunterfunktion entwickeln oder verschlechtern kann. Frauen, die am Beginn der Wechseljahre stehen, haben fast immer eine Östrogendominanz, da die Funktion der Eierstöcke und damit die Produktion von Progesteron als Gegenspieler nachlässt. Zudem erhöhen Östrogene die TH1-Aktivität (siehe Seite 17), wohingegen Progesteron die TH1-Aktivität unterdrückt.

Progesteronmangel: Progesteron, ein Gelbkörperhormon, das in der zweiten Schwangerschaftshälfte die Gebärmutter auf die Einnistung einer befruchteten Eizelle vorbereitet, hat auch Auswirkungen auf die Psyche, denn es macht gelassen und fördert den Schlaf. Ein Progesteronmangel kann die TH1-Dominanz noch erhöhen.

Es ist wichtig, sowohl die Gruppe der Östrogene als auch den Progesteronspiegel im Labor bestimmen zu lassen, am besten mithilfe eines Speicheltests (im Selbsttest bei CENSA erhältlich oder bei Ihrem Heilpraktiker durchführbar, der gleich die Auswertung und Therapie vornehmen kann). Sehr häufig findet sich bei Hashimoto-Patientinnen zwischen dem 30. und 40. Lebensjahr oder noch früher ein Progesteronmangel. Dieser hat Auswirkungen auf das Befinden: Zyklusstörungen, Unfruchtbarkeit, gutartige Zubildungen in der Gebärmutter wie auch knotig verhärtete Brüste können sich aufgrund eines Ungleichgewichts von Östrogenen und Progesteron entwickeln. Nicht zu vergessen, dass Progesteron ein mächtiger Entzündungshemmer ist und damit auch einen positiven Einfluss auf eine entzündete Schilddrüse hat.

Progesteron ist als bioidentisches Hormon im Handel und wird häufig in Cremes (Potenz D4) eingearbeitet. Das ist eine sehr angenehme Anwendungsform, denn so lassen sich die Beschwerden einfach wegcremen. Ein Pflanzenstoff aus der Yamswurzel – das Diosgenin – kann im Labor zu bioidentischem Progesteron umgewandelt werden. Richtig angewendet und in niedriger Dosierung ist es praktisch frei von Nebenwirkungen. Leichtere Formen eines Progesteronmangels können Sie auch mit Präparaten aus Mönchspfeffer (Fertigpräparate), Frauenmantel (Tinktur, Tee) oder Schafgarbe (Tinktur, Tee) behandeln.

Weitere Begleiterkrankungen in Stichpunkten

Darm-Erkrankungen: Zöliakie, Colitis ulcerosa, Morbus Crohn

Gefäßerkrankungen: Arteriosklerose, Thromboseneigung

Hauterkrankungen: Vitiligo, Schuppenflechte, Neurodermitis, Urtikaria

Nebennierenschwäche mit vermindertem Cortisol und DHEA (siehe Seite 130)
Gynäkologische Erkrankungen: PCO-Syndrom, Endometriose, Myome, Blutungsanomalien wie Zwischenblutungen
Rheumatische Erkrankungen: Fibromyalgie, Arthritis, Morbus Bechterew
Herzerkrankungen: Herzinsuffizienz, Rhythmusstörungen
Nervenerkrankungen: Multiple Sklerose, Polyneuropathie

Von der Überfunktion in die Unterfunktion

Der Verlauf einer Hashimoto-Thyreoiditis ist nicht berechenbar.

Der Verlauf einer Hashimoto-Thyreoiditis ist leider nicht berechenbar. Manchmal dauert es nur Monate, bis die Schilddrüse stark vernarbt (siehe „Ultraschall" auf Seite 55). Einige entwickeln akute Schübe, die sich als unspezifische Symptome wie Erschöpfung, Muskel- und Gelenkschmerzen oder einem Druck- und Kloßgefühl im Hals äußern. Und doch gibt es eine Tendenz, dass eine Überfunktion in eine Unterfunktion der Schilddrüse mündet.

Vor allem in der Frühphase des Krankheitsgeschehens kann es zu einer übermäßigen Produktion von Schilddrüsenhormonen kommen. Dieses Überangebot lässt den Stoffwechsel vorübergehend auf Hochtouren laufen. Symptome wie beschleunigter Puls, Herzklopfen, Schlaflosigkeit, ein Kloßgefühl im Hals, Neigung zu Durchfall und Schwitzen oder Gewichtsverlust trotz gutem Appetit können Hinweise sein. Im Extremfall entsteht eine sogenannte Hashitoxikose. Sie muss in der Regel nur dann behandelt werden, wenn sie länger anhält oder sehr ausgeprägt ist.

Einige Betroffene berichten auch im späteren Verlauf des Krankheitsgeschehens von einer kurzfristigen Überfunktion der Schilddrüse. In der Naturheilkunde setzt man dann beispielsweise auf Wolfstrappkraut (Lycopus europaeus), denn es hemmt den Jodtransport und hat eine hemmende Wirkung auf das Hypophysenhormon TSH und das Schilddrüsenhormon Thyroxin

(T4). So bessern sich Symptome wie Herzrasen, vermehrtes Schwitzen und Nervosität. Fertigpräparate wie thyreoLoges® comp., Thyreogutt® mono Tabletten von Schwabe oder die Urtinktur von Ceres kommen ebenfalls infrage. Stärkere Beschwerden werden ärztlich häufig mit Betablockern behandelt, da sich die Therapie mit Thyreostatika (Hormonblockern) oftmals als wirkungslos erweist.

Schwierig wird es sowohl für Betroffene als auch für den Therapeuten, wenn sich Symptome eines Hormonüberschusses mit denen eines Hormonmangels abwechseln und das Beschwerdebild sich ständig ändert. Schließlich gelangen jedoch alle irgendwann in die Phase der Schilddrüsenunterfunktion. Nun dominieren die typischen Symptome eines verlangsamten Stoffwechsels. In dieser Phase sind zwei Verlaufsformen bekannt:

- Die Schilddrüse kann sich entweder vergrößern – Mediziner sprechen dann von der klassischen oder hypertrophen Form mit Struma-Bildung – oder
- sie verkümmert mit der Zeit – Mediziner bezeichnen dies als atrophe Form. Sie wird häufiger als die klassische Form beobachtet. Im Extremfall kann die Schilddrüse so weit schrumpfen oder vernarben, dass sie kaum noch vorhanden ist.

In beiden Fällen werden jedoch nicht genug Schilddrüsenhormone gebildet, und im Laufe von Monaten, eher Jahren, entwickelt sich ein Funktionsverlust mit einer Schilddrüsenunterfunktion.

Anatomie und Funktion der Schilddrüse

Das Schmetterlingsorgan

Die Schilddrüse (Glandula thyreoidea) ist ein kleines Organ, das an der Vorderseite des Halses noch vor der Luftröhre und unterhalb des Schildknorpels des Kehlkopfes liegt. Sie gilt als die Diva unter den hormonellen Organen, da von ihr viele organische Vorgänge wie Stoffwechselfunktionen und zudem das seelische

Der Aufbau der Schilddrüse

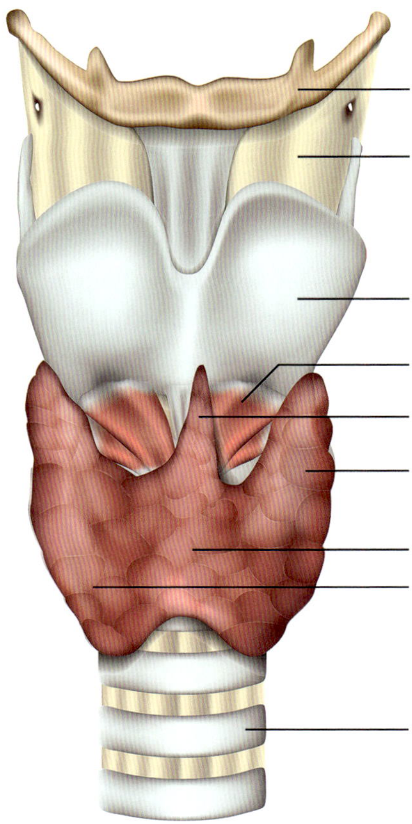

Gleichgewicht von ihr abhängig sind. Wehe also, wenn mit der Schilddrüse etwas nicht stimmt.

Da sie aus zwei Hauptlappen (Lobus dexter und Lobus sinister) besteht, die mit einer schmalen Gewebebrücke (Isthmus) verbunden sind, wird sie schematisch häufig als Schmetterling dargestellt. Die Schilddrüsenlappen bestehen aus ungezählten Drüsenläppchen (Lobuli), die sich wiederum in Bläschen (Follikel) aufteilen und Schilddrüsenhormone wie T3 und T4 bilden. Den Befehl dafür erhält die Schilddrüse vom Gehirn. Dieser ausgeklügelte hormonelle Regelkreis wird vom Hypothalamus (einem Teil des Zwischenhirns) und von der Hypophyse (der Hirnanhangdrüse) gesteuert.

Ein gesundes Organ wiegt bei einem Erwachsenen im Schnitt zwischen 18 Gramm bei Frauen und bis zu 30 Gramm bei Männern. Ist die Schilddrüse vergrößert, bezeichnet man dies als Kropf (Struma). Eine Ausdehnung nach außen ist als Verdickung sichtbar; vergrößert sie sich nach innen, kann es zu einem Kloßgefühl im Hals wie auch Atem- oder Schluckbeschwerden kommen, da Luft- und Speiseröhre eingeengt werden.

Die Schilddrüse selbst produziert annähernd 30 Hormone, deren Bedeutung und Aufgaben noch lange nicht vollständig erforscht sind. Derzeit konzentriert sich das Augenmerk der Fachwelt fast nur auf die beiden Hormone T3 (Trijodthyronin) und T4 (Thyroxin).

> Die Schilddrüse produziert annähernd 30 Hormone, deren Bedeutung und Aufgaben noch lange nicht vollständig erforscht sind.

Am oberen und unteren Pol hinter jedem Schilddrüsenlappen liegen die reiskorngroßen Nebenschilddrüsen. Dort wird Parathormon gebildet, das beispielsweise die Blutkonzentration von Kalzium steuert und somit den Knochenstoffwechsel und die Muskelfunktion beeinflusst.

Was bewirken die Schilddrüsenhormone?

Die Schilddrüsenhormone T3 (Trijodthyronin) und T4 (Thyroxin) stimulieren, steuern und sorgen für eine ausgeglichene Energiebilanz. So produziert eine gesunde Schilddrüse bedarfsgerecht genau die Menge an Hormonen, die der Körper braucht. Eine gesunde Schilddrüse produziert zwischen 80 bis 100 Mikrogramm (µg) T4 und 10 bis 50 Mikrogramm T3 täglich.

Beide Hormone haben einen Jodanteil. Während Thyroxin vier Jodatome besitzt, hat Trijodthyronin nur drei Jodatome. Der natürliche Abspaltungsprozess eines Jodatoms wird als Dejodierung bezeichnet – so entsteht das kurzlebigere, aber wirkungsstärkere Hormon T3. Für die Dejodierung sind einige Vitalstoffe wie Zink, Vitamin D und Selen erforderlich.

Die Schilddrüsenhormone sorgen für eine ausgeglichene Energiebilanz.

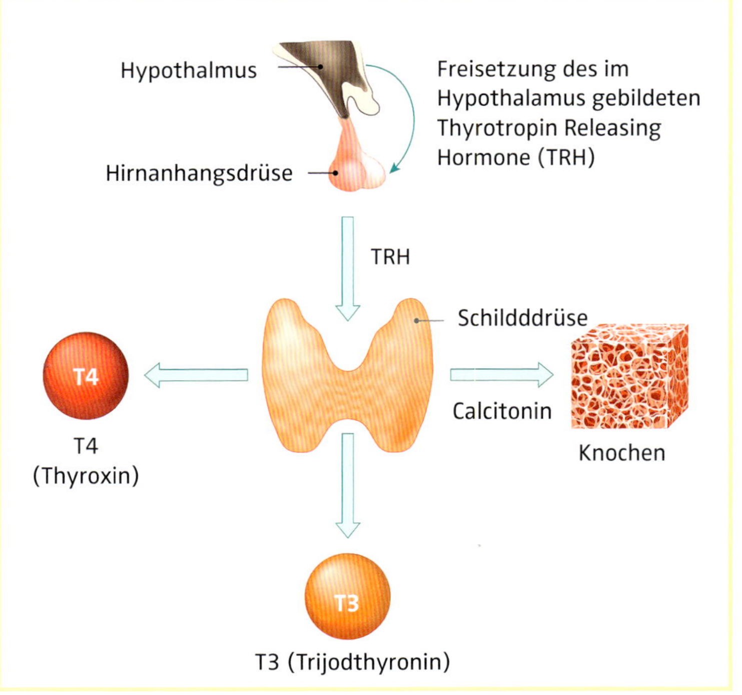

Das meiste T3 und T4 ist an spezielle Eiweiße gebunden, nur ein geringer Teil liegt als freies Hormon (fT3 und fT4) vor. Nur die freien Hormone werden in die Körperzellen aufgenommen und entfalten dort ihre stoffwechselaktivierende Wirkung.

Die Schilddrüse produziert neben T3 und T4 noch weitere Hormone wie T1, T2 und Calcitonin. Die Funktion der Hormonvorstufen T1, T2 und weiterer Hormone oder Hormonvorstufen ist längst noch nicht in Gänze erforscht; T2 spielt vermutlich eine Rolle bei der Entstehung von Übergewicht, da es den Grundumsatz erhöht.

Vereinfacht gesagt, wirken Schilddrüsenhormone wie ein Motor. Bei jedem Zuviel an Hormonen laufen Körper und Seele „übertourig", bei einem Zuwenig an Hormonen „untertourig". Ganzheitlich orientierte Therapeuten sprechen auch vom „Einschlafen der Seele und des Körpers". Bei Hashimoto-Betroffenen läuft im Körper alles langsamer ab.

> Bei jedem Zuviel an Hormonen laufen Körper und Seele „übertourig", bei einem Zuwenig an Hormonen „untertourig".

Nahezu alle Organfunktionen, Organe und Gewebe sind von der Schilddrüse betroffen:

- Herz und Blutdruck
- Stoffwechsel (Eiweiß, Fett, Kohlenhydrate), Körpergewicht
- Insulinproduktion der Bauchspeicheldrüse
- Cholesterinwerte
- Gehirnaktivität, Psyche
- Muskelkraft und körperliche Ausdauer
- Darmtätigkeit, Verdauung
- Wachstum und Reifung der Gehirnleistung von Ungeborenen im Mutterleib sowie von Kindern

Der hormonelle Regelkreis

Wann und in welcher Menge die Schilddrüse die Hormone dem Körper zur Verfügung stellt, wird vom Hypothalamus (einem Teil des Zwischenhirns) und der Hypophyse (Hirnanhangdrüse) gesteuert. Bei einem Mangel an Schilddrüsenhormonen sinken zunächst die Werte T3 und T4 im Blut unter die Normwerte ab. Zur Gegenregulierung setzt die Hypophyse mehr TRH (Thyreotropin Releasing Hormone, auch Thyreoliberin) frei, das im Hypophysenvorderlappen die Konzentration des Hormons TSH (Thyreoidea-stimulierendes Hormon, auch Thyreotropin) ansteigen lässt, damit die T4- und T3- Werte wieder ansteigen können. Wird eine bestimmte Hormonkonzentration im Blut erreicht, drosselt das Gehirn die Produktion von TSH und TRH wieder.

Diagnose einer Hashimoto-Thyreoiditis

Laborwerte richtig lesen

Um Krankheiten festzustellen oder den Verlauf zu beobachten, werden Messwerte in Körperflüssigkeiten oder Gewebeproben im Labor bestimmt. Als Richtgröße, welche Werte auffällig sein könnten, gibt das Labor Normwerte oder Referenzbereiche an. Diese berücksichtigen die Durchschnittswerte von rund 95 Prozent der Bevölkerung. Damit fällt nicht jeder in den Normbereich. Zudem können Normwerte von Labor zu Labor etwas abweichen, da sie zum Teil unterschiedliche Methoden anwenden. Erschwerend kommt hinzu, dass das subjektive Befinden oftmals nicht mit dem objektiven medizinischen Befund übereinstimmt. Laut Laborwerten sind Sie unter Umständen schilddrüsengesund und bemerken doch Symptome einer Schilddrüsenunterfunktion. Die Laborwerte sollten also nicht überbewertet werden.

Ein wichtiges diagnostisches Kriterium sind erhöhte Antikörper. Sie werden bei den meisten Hashimoto-Fällen gefunden. Ein hoher TSH-Wert und niedrige T3- und T4-Werte deuten auf eine unbehandelte und fortgeschrittene Erkrankung hin. Hier ist die Gabe von Thyroxin sinnvoll bzw. sollte gegebenenfalls erhöht werden. Der TRH-Test wird sehr selten durchgeführt, ist teuer und wird durch einen Provokationstest ermittelt.

Zu Beurteilung des Gesundheitszustandes sind die freien Werte zuverlässiger, da die Gesamthormone an Plasmaproteine gebunden sind und deshalb biologisch nicht aktiv sind. Sie sollten jedoch nicht den oberen Normwert übersteigen, da sonst langfristige Gesundheitsschäden wie Herzerkrankungen oder Osteoporose entstehen können.

Normwerte (Erwachsene)

SCHILDDRÜSENWERT	NORMWERT IM BLUTSERUM
TSH	0,4–4,2 µlU/ml
freies T3 (fT3)	3,4–7,2 pmol/l
Gesamt-T3	0,52–2,05 µg/l
freies T4 (fT4)	0,73–1,95 ng/dl
Gesamt-T4	4,3–11,0 µg/dl

Schilddrüsenwerte

TSH

Ein Anstieg des Regelhormons TSH (Thyreoidea-stimulierendes Hormon) ist im Allgemeinen das erste Zeichen einer Unterfunktion. Über den oberen Grenzwert für TSH herrscht Uneinigkeit. Einige Mediziner sprechen bereits bei TSH-Werten von über 2,5 µlU/ml von hochnormalen Werten. Denn viele Menschen berichten bereits von einem Wert über 2,5 µlU/ml, dass sie sich nicht mehr so leistungsfähig fühlen und von beginnenden Symptomen einer Schilddrüsenunterfunktion. Letztendlich gilt es, Ihren persönlichen Wohlfühlwert zu ermitteln. Beachten Sie jedoch, dass der TSH-Wert tageszeitlichen Schwankungen unterliegt. So ist er nachts am höchsten, morgens noch relativ hoch und sinkt bis zum frühen Abend kontinuierlich ab. Ältere Menschen fühlen sich meist mit einem etwas höheren TSH-Wert wohl, während Menschen in jüngeren Jahren mit niedrigen TSH-Werten besser zurechtkommen.

T3

T3 erhöht den Grundumsatz und die Körpertemperatur, steigert die Herzarbeit und fördert den Abbau von Fett und Glykogen.

T3 ist die Abkürzung für Trijodthyronin. Es besitzt drei Jodatome. Eine gesunde Schilddrüse produziert etwa 50 µg T3 pro Tag. Es ist ein stoffwechselaktivierendes Hormon, das den Grundumsatz und die Körpertemperatur erhöht, die Herzarbeit steigert sowie den Abbau von Fett und Glykogen fördert. T3 entsteht zum Großteil durch Umwandlung aus T4. Die Umwandlung erfolgt überwiegend in der Leber, den Nieren und den Muskeln. Im Blut werden die Schilddrüsenhormone an Eiweiß gebunden, nur ein sehr kleiner Teil liegt in freier Form (freies T3 oder fT3 genannt) vor. Aber nur die freien Hormone sind wirksam, eiweißgebundene Schilddrüsenhormone dienen nur als Reservoir, aus dem freie Hormone rasch nachgeliefert werden können.

rT3

Manchmal taucht in den Laborberichten auch die Abkürzung rT3 auf. Es handelt sich um das reverse T3, das anzeigt, wie viel freies aktives T3 in der Lage ist, an die Schilddrüsenrezeptoren zu binden. Es wird vermehrt in Stresssituationen gebildet und blockiert Schilddrüsenrezeptoren, hat also die gegenteilige Wirkung von T3 und gilt als Stoffwechselbremse.

T4

T4 ist die Abkürzung für Tetrajodthyronin, kurz Thyroxin. Es besitzt vier Jodatome. Erniedrigte T4-Werte sind ein Hinweis auf eine Schilddrüsenunterfunktion (Hypothyreose), zur Abklärung einer Autoimmunerkrankung wie Hashimoto ist jedoch die Bestimmung von Antikörpern nötig. Erhöhte T4-Werte sind wiederum ein Hinweis auf eine Schilddrüsenüberfunktion (Hyperthyreose). Ein niedriger fT4-Wert zeigt, dass die Syntheseleistung der Schilddrüse schon durch eine Entzündung zurückgegangen ist. Im Blut zirkuliert etwa dreimal so viel T4 wie T3.

Antikörper

Antikörper-Bestimmungen sind wichtige Laborparameter und können im Blut gemessen werden. Jedoch sind diese Werte nicht immer erhöht, denn zehn bis 20 Prozent aller Hashimoto-Betroffenen bilden keine Antikörper. Diagnosehinweisend ist in diesem Fall ein auffälliger Ultraschallbefund. Die Höhe der Antikörper ist also nur ein Puzzlestein bei der Diagnose. Ein hoher Antikörpertiter ist jedoch meist ein Zeichen für eine Entzündung der Schilddrüse. Bitte beachten Sie, dass auch hier die Normwerte von Labor zu Labor abweichen können.

Fehlende Antikörper

Fehlende Antikörper schließen das Vorliegen einer Hashimoto-Thyreoiditis nicht aus. Sowohl hohe als auch niedrige Antikörperspiegel können mit ausgeprägten, schwachen oder fehlenden Symptomen einhergehen.

TPO/MAK

Bei diesen Antikörpern handelt es sich um ein Enzym der Schilddrüse, die thyreoidale Peroxidase (TPO), die das Schilddrüsengewebe zerstört. Es ist bedeutungsvoll für den Krankheitsverlauf und dient zur Erfolgskontrolle. Bei einigen Hashimoto-Erkrankten fehlen die TPO-Antikörper (früher MAK, mikrosomale Antikörper genannt) ganz, in der Regel haben neun von zehn Patienten TPO-Antikörper und auch bei etwa fünf Prozent der gesunden Bevölkerung zeigen sich leicht erhöhte TPO-Spiegel. Veränderungen der Lebensweise und die Zufuhr von Vitalstoffen (siehe Seite 79) können zu einem Rückgang der TPO-Antikörper beitragen.

- Normwert: < 35 U/ml (keine erhöhten Antikörper)
- Positiv: > 35 U/ml (erhöhte Antikörper)

TAK

Etwa 50 bis 60 Prozent aller Hashimoto-Betroffenen haben erhöhte TAK (Thyreoglobulin-Antikörper). Sie sind für die Diagnostik also nicht ganz so bedeutend wie die TPO-Antikörper. TAK greifen das von den Schilddrüsenzellen hergestellte Eiweiß Thyreoglobulin an. In der Schilddrüse ist es für die Produktion und Speicherung von Schilddrüsenhormonen verantwortlich.

- Normwert: < 40 U/ml (keine erhöhten Antikörper)
- Positiv: > 40 U/ml (erhöhte Antikörper)

TRAK

Erhöhte TRAK (TSH-Rezeptor-Antikörper) kommen bei weniger als zehn Prozent der Hashimoto-Betroffenen vor. Positive TRAK-Werte sind fast immer beweisend für Morbus Basedow, eine weitere Autoimmunerkrankung der Schilddrüse, die jedoch von einer Überfunktion gekennzeichnet ist. TRAK regen die Schilddrüse dazu an, vermehrt T3 und T4 ins Blut abzugeben, und besetzen die an der Oberfläche der Schilddrüsenzellen liegenden TSH-Rezeptoren.

- Normwert: < 1 U/l
- grenzwertiger Befund: 1–1,8–2 U/l
- positiv: > 1,8–2 U/l

Ultraschall

Die Ultraschalluntersuchung oder Sonografie hat sich in der Medizin als bildgebendes Verfahren ohne Strahlenbelastung etabliert. Die Geräte arbeiten mit Schallwellen und liegen mit mehr als einer bis 30 Millionen Schwingungen pro Sekunde weit oberhalb der menschlichen Hörgrenze. Der Arzt bekommt so eine Vorstellung von Größe, Form und Struktur der Schilddrüse. Auch lassen sich Knoten und Zysten (flüssigkeitsgefüllte Hohlräume) gut darstellen.

Die Ultraschalluntersuchung (Sonografie) hat sich in der Medizin als bildgebendes Verfahren ohne Strahlenbelastung etabliert.

Während sich eine gesunde Schilddrüse echoreich und damit hellweißlich zeigt, zeigt sich bei Umbau des Schilddrüsengewebes eine deutlich unruhigere, dunklere und echoarme Gewebsstruktur. Da dieser Umbau nicht gleichmäßig verteilt erfolgt, wird diese Struktur oft als Leopardenfell oder mottenfraßähnlich beschrieben. In vier von fünf Fällen zerstört die chronische Entzündung langfristig das Schilddrüsengewebe. Befunde wie zu 20 Prozent funktionsfähiges Restgewebe sind bei einer fortgeschrittenen Hashimoto-Entzündung nicht selten.

Szintigramm

Das Szintigramm, auch Szintigrafie genannt, ist ein bildgebendes Verfahren der nuklearmedizinischen Funktions- und Lokalisationsdiagnostik, bei der eine radioaktive Substanz in die Blutbahn gespritzt wird, um die Durchblutung und Stoffwechselaktivität der Schilddrüse zu überprüfen. Sie ist bei einer Hashimoto-Thyreoiditis nur im Ausnahmefall und allenfalls zur Abklärung bei gleichzeitig auftretenden Schilddrüsenknoten notwendig.

Biopsie

Auch die Feinnadelbiopsie der Schilddrüse oder Schilddrüsenpunktion gehört nicht zu den Standarduntersuchungen. Sie wird nur dann durchgeführt, wenn der Verdacht auf bösartiges Gewebe besteht (z. B. bei Knotenbildung) oder auch, um Flüssigkeit in der Zyste abzusaugen. In jedem Fall wird die Gewebeprobe in einem histologischen Labor auf ihre Zusammensetzung untersucht. Im Fall einer Hashimoto-Thyreoiditis sieht man im Mikroskop deutlich mehr Leukozyten (weiße Blutkörperchen) und vernarbtes Schilddrüsengewebe.

Selbstdiagnostik: Messung der Körpertemperatur

Um all die oben genannten Parameter erfassen zu können, braucht es ein Labor und einen Therapeuten, der die Ergebnisse auswertet. Um selbst einen Hinweis auf eine Fehlfunktion der Schilddrüse zu bekommen, kann eine Messung der Körpertemperatur hinweisend sein. Nicht umsonst wird die Schilddrüse auch als Thermostat des Körpers bezeichnet. Messen Sie am besten morgens mit einem Digitalthermometer unter der Zunge. Werte unter 36,4 °C können auf eine Schilddrüsenunterfunktion hinweisen, Werte über 37 °C auf eine Schilddrüsenüberfunktion. Werte zwischen 36,5 und 36,9 °C gelten als Zwischenbereiche. Wenn Sie eine Frau im gebärfähigen Alter sind, berücksichtigen Sie, dass die Körpertemperatur nach dem Eisprung zwischen 0,2 und 0,5 °C ansteigt.

Therapie in der Schulmedizin

Die Standardtherapie der Schulmediziner ist die Wiederherstellung normaler Schilddrüsenwerte mit L-Thyroxin.

Standardtherapie der Schulmedizin ist die Wiederherstellung normaler Schilddrüsenwerte mit L-Thyroxin. Dahinter steht die Annahme, die Schilddrüse sei mit nur einer (manchmal auch mit zwei) Substanz zu ersetzen. Bei knotigen oder stark entzündeten Schilddrüsen wird häufiger empfohlen, diese chirurgisch entfernen zu lassen. Viele Ärzte stellen schon anfangs die Prognose, dass das Organ irgendwann stark schrumpfen und seine Funktion einstellen wird. Es gibt zwar stark vernarbte Schilddrüsen mit wenig Funktion, dass eine Schilddrüse jedoch die Funktion vollständig einstellt, ist sehr unwahrscheinlich. Ist der TSH-Wert etwas erhöht, aber T4 noch normal oder grenzwertig, liegt eine subklinische Hypothyreose vor, die in der Regel keine Schilddrüsenhormone erfordert.

Einige Menschen empfinden die Stabilisierung mit T4 als sehr angenehm. Ein Teil der Hashimoto-Betroffenen erreicht durch eine reine T4-Gabe kein nachhaltiges Wohlbefinden, und ein Teil kommt mit L-Thyroxin gar nicht zurecht und berichtet von einer Verschlechterung der Beschwerden. Ein Ungleichgewicht der Bakterienflora im Darm, ein schwaches Immunsystem, eine Nebennierenschwäche sowie ein Ungleichgewicht der Sexualhormone (Progesteron, Östradiol, Testosteron) sind häufige Faktoren, die die konventionelle Therapie mit Thyroxin blockieren oder wenig wirksam machen.

Gute Mediziner wissen, dass es die Standard-Hashimoto-Therapie nicht gibt und sie immer den individuellen Bedürfnissen und Beschwerden angepasst werden muss. Sie nur anhand der Laborwerte „einzustellen“, führt bei vielen Betroffenen dazu, dass die Beschwerden anhalten oder sogar neue hinzukommen. Viele Schulmediziner streben oft einzig Blutwerte im Normbereich an. Ist dieser erreicht und klagen die Patienten immer noch über Beschwerden, wird dennoch eine Änderung der Dosierung nicht in Erwägung gezogen. Nicht selten erfolgt dann ein eigenmächtiges Absetzen von Thyroxin. Die dadurch entstandene hormonelle Achterbahnfahrt kann das sensible Hormonsystem empfindlich aus dem Takt bringen. Oft fühlen sich Betroffene erneut nicht wohl, weil die Schilddrüse es nicht mehr gewohnt ist, ihre Arbeit zu tun, oder zu wenig funktionsfähiges Gewebe vorhanden ist.

Medikamente niemals selbstständig absetzen!
Wenn Sie bereits Schilddrüsenhormone einnehmen, dürfen Sie diese niemals abrupt absetzen, denn dies kann zu gravierenden Unterfunktionssymptomen, einem Anstieg von TSH und einer weiteren Zerstörung der Schilddrüse führen. Deshalb meine Bitte an Sie: Verzichten Sie auf solche Experimente, die Ihnen nur schaden. Die Schilddrüse ist nicht nur mit allen anderen hormonellen Organen gekoppelt, sondern sie ist auch sehr sensibel. Jeder Eingriff führt zu einer Verschiebung im Hormonhaushalt und Rückkopplungen.

Grundsätzlich sollte in jeder schulmedizinisch wie auch in jeder naturheilkundlich geführten Praxis der Grundsatz gelten: Ein Hormon gleich welcher Art sollte in der Dosierung vorsichtig eingeschlichen und auch wieder ausgeschlichen werden. Häufig dauert es Wochen, in einigen Fällen auch Monate, bis die optimale Dosierung gefunden wird. Regelmäßige Kontrollen (anfangs alle paar Wochen, sobald die Werte stabil sind, alle sechs Monate) sind deshalb obligatorisch.

L-Thyroxin

L-Thyroxin, auch Levothyroxin, ist ein synthetisch hergestellter Wirkstoff aus der Gruppe der Schilddrüsenhormone, der dem natürlichen Thyroxin, also T4 (siehe Seite 52), entspricht. Im Aufbau unterscheidet sich L-Thyroxin nicht von dem körpereigenen Hormon. Es ist ein jodreiches Medikament, bestehend aus vier Jodatomen und der Aminosäure Tyrosin, und hat eine Halbwertszeit von etwa einer Woche im Körper, das heißt, nach einer Woche findet sich noch die Hälfte des Wirkstoffs im Körper.

L-Thyroxin ist eines der meistverordneten Arzneimittel.

Neben frei verkäuflichen Schmerzmitteln und Betablockern ist L-Thyroxin eines der meistverordneten Arzneimittel überhaupt. Bei einer Unterfunktion der Schilddrüse, nach einer Entfernung der Schilddrüse und bei Hashimoto-Thyreoiditis in der Phase der Unterfunktion wird in der Regel dieses Arzneimittel verordnet. Ergo: Fast jeder Hashimoto-Betroffene wird irgendwann einmal damit bedacht. Vor allem dann, wenn die Krankheit noch im Anfangsstadium und latent ist, muss die Einnahme nicht zwingend das ganze Leben lang erfolgen. Insgesamt geht man in der Schulmedizin von einer Spontanheilungsquote von etwa 20 Prozent aus.

Eine fast unüberschaubare Anzahl an Präparaten ist derzeit auf dem Markt. Vermutlich sind es um die 250 mit einer Dosierung zwischen 25 und 200 µg (Mikrogramm) pro Tablette. All diese Medikamente sind rezeptpflichtig und müssen von einem Arzt verschrieben werden. Die Hersteller geben an, dass L-Thyroxin die gleiche Wirkung wie das natürlich gebildete Hormon hat. In meiner Praxis hat sich allerdings gezeigt, dass die Galenik, sprich die verwendeten Hilfsstoffe bei der Herstellung des Arzneimittels, durchaus einen Einfluss auf die Verträglichkeit haben kann. So kann L-Thyroxin 75 µg von Hersteller X besser verträglich sein als von Hersteller Y.

L-Thyroxin richtig einnehmen

L-Thyroxin hat einige Eigenschaften, die es im Handling etwas schwierig machen. Es ist chemisch instabil, licht-, temperatur- und feuchtigkeitsempfindlich und darf zudem nicht zu lange gelagert werden. Deshalb sollten Sie die Tabletten immer im Blister lassen und erst kurz vor der Einnahme entnehmen. Falls Sie Schluckschwierigkeiten haben, können Sie die Tablette auch mit etwas Wasser auflösen, sollten sie aber dann sofort einnehmen.

Die Hersteller empfehlen eine Nüchterneinnahme etwa 30 Minuten vor dem Frühstück. Allerdings gibt es Menschen, die mit einer Einnahme am späten Nachmittag oder Abend besser zurechtkommen als in den Morgenstunden.

Nebenwirkungen

L-Thyroxin hat nicht nur erwünschte, sondern auch unerwünschte Wirkungen. Die meisten Menschen schätzen es, wenn es zu einer Steigerung des Energieumsatzes kommt. Das ist auch in Sportlerkreisen bekannt. Der Leichtathlet Carl Lewis führt seine Erfolge unter anderem auf die Einnahme von L-Thyroxin zurück. Erstaunlicherweise gehört L-Thyroxin nicht zu den verbotenen Dopingmitteln.

Durch L-Thyroxin kommt es zur vermehrten Wärmebildung und damit zur Erhöhung der Körpertemperatur, der Sauerstoffverbrauch wird gesteigert, der Muskelaufbau sowie der Fettabbau erhöht. Schweiß- und Talgdrüsen sowie die Darmmotorik werden aktiviert, was bei einem trägen Darm durchaus von Vorteil ist. Mitunter kommt es auch zum Missbrauch von L-Thyroxin als Schlankheitsmittel. Abgesehen davon, dass bei einer zu niedrigen Dosierung der gewünschte Erfolg ausbleibt, begünstigt eine zu hohe Dosierung die Entstehung von Osteoporose, Herzklopfen, innerer Unruhe, Schlaflosigkeit, Kopfschmerzen, Muskelkrämpfe, Durchfall bis hin zum Erbrechen.

Wechselwirkungen

Beachten Sie, dass L-Thyroxin mit anderen Arzneimitteln interagieren kann, und halten Sie bei Eisen oder Kalzium ein vierstündiges Zeitfenster ein.

Bitte beachten Sie, dass L-Thyroxin mit anderen Arzneimitteln interagieren kann. Deshalb sollten Sie beispielsweise bei Einnahme von Eisenpräparaten oder Kalzium ein vierstündiges Zeitfenster einhalten. Zudem behindern einige Grunderkrankungen wie der Befall mit Helicobacter pylori die Aufnahme von L-Thyroxin, weshalb es hier zu Wirkungseinbußen kommen kann. Mit folgenden Arzneimitteln kann es zu Wechselwirkungen kommen:

- **Antazida:** Aluminiumhaltige Mittel zur Neutralisierung der Magensäure, sogenannte Säureblocker, können die Wirkung von L-Thyroxin abschwächen. Nehmen Sie diese Mittel zwei Stunden zeitversetzt ein.

- **Antidiabetika:** Diabetiker, die blutzuckersenkende Medikamente einnehmen, müssen beachten, dass die Wirksamkeit dieser Arzneien durch L-Thyroxin herabgesetzt wird.
- **Cortison:** Sowohl eine Überproduktion des körpereigenen Cortisols als auch die Einnahme von Cortison beispielsweise zur Unterdrückung des Immunsystems und dadurch ausgelöste Entzündungen können die Umwandlung von T4 in T3 beeinträchtigen (siehe auch Seite 24).
- **Protonenpumpenhemmer:** Die als „Magenschutz" bekannten Medikamente werden häufig verordnet. Sie sollten nicht über einen längeren Zeitraum eingenommen werden (ausgenommen davon sind beispielsweise Magengeschwüre, siehe auch Seite 24).
- **Statine:** Statine sind Mittel zur Senkung der Blutfette. Arzneigruppen wie Colestyramin und Colestipol können die Aufnahme der Schilddrüsenhormone im Dünndarm hemmen. Die Einnahme sollte daher vier Stunden zeitversetzt zur L-Thyroxin-Einnahme erfolgen. Andere Wirkstoffe wie Clofibrat können hingegen die Wirkung der Schilddrüsenhormone verstärken und sollten daher ebenfalls zeitversetzt eingenommen werden (siehe auch Seite 24).
- **Nahrungsmittel:** Soja, Kaffee oder Milch stören ebenfalls die L-Thyroxin-Aufnahme aus dem Darm. Die Empfehlung, L-Thyroxin eine halbe Stunde vor dem Frühstück einzunehmen, schließt also auch den Milchkaffee mit ein.

Dosierung

Wenngleich einige Ärzte schon bei der ersten Rezeptverordnung mit der Tagesdosis beginnen, sollten Hormongaben generell eingeschlichen werden. Das erspart dem Körper einen Anpassungsschock. Optimalerweise beginnt eine L-Thyroxin-Therapie mit 25 µg. Bei guter Verträglichkeit wird die Dosis je nach Bedarf auf beispielsweise 50, 75, 88 oder 100 µg erhöht. Bei einem normalgewichtigen Erwachsenen sollten 100 µg ausreichen.

Jedenfalls wäre es wünschenswert, bei Erreichen der Tagesdosis nach fünf bis sechs Wochen noch einmal die Schilddrüsenblutwerte nachzutesten. Meist geschieht dies auch in den ärztlichen Praxen. Aber nicht immer sind die Werte dann auch optimal. Leider wird teils auch stufenweise bis zu Gaben von 175 µg dosiert. Doch gerade bei Hormonen ist der Gedanke „Viel hilft viel" fatal. In diesem hohen Bereich können tatsächlich Zwischenhormone entstehen, die den Stoffwechsel bremsen können. Und im Prinzip wird durch eine lebenslange Gabe von L-Thyroxin der Selbstheilungsprozess der Schilddrüse erheblich gestört.

Kombipräparate: T4 und T3 in einem

> Kombipräparate sollten nicht bei bestimmten Erkrankungen nicht eingenommen werden, zudem beeinflussen sie die Wirkung einiger Arzneimittel.

Manchmal reicht die Therapie mit T4 nicht aus, um die Beschwerden zu lindern. Vor allem bei Konversionsstörungen, also bei Umwandlungsstörungen von T4 in T3, können Kombipräparate eine gute Alternative sein, ebenso im Spätstadium einer Schilddrüsenunterfunktion. Einige Ärzte sehen die Kombination von Thyroxin (T4) und Trijodthyronin (T3) als Optimum, da hier auch die aktive Hormonform wirksam ist. Sowohl die Einnahme von Kombipräparaten als auch eine Ergänzung von T4 mit T3-Gaben erfordern eine engmaschige Überwachung durch den behandelnden Arzt, was unter anderem die Ursache ist, dass sie deutlich weniger häufig verordnet werden.

Zu der Gruppe dieser Arzneimittel zählen Novothyral® mit einem Verhältnis von fünf Teilen T4 und einem Teil T3 sowie Prothyrid® mit einem Verhältnis von zehn Teilen T4 und einem Teil T3, was in etwa dem Verhältnis im gesunden menschlichen Körper entspricht. Dann gibt es noch reine T3-Präparate, die jedoch recht selten verschrieben werden.

Diese Präparate sollten jedoch nicht bei bestimmten Grund- und Begleiterkrankungen eingenommen werden, etwa bei Nebennierenschwäche, nach einem frischen Herzinfarkt, einer akuten Herzmuskel- oder Herzscheidewandentzündung. Die Kombipräparate beeinflussen zudem die Wirkung einiger Arzneimittel. Dazu zählen unter anderem aluminium-, kalzium- und eisenhaltige Arzneimittel, Salicylate wie ASS, Blutgerinnungsmittel, Blutdruck- und Cholesterinsenker.

Natürlicher Schilddrüsenextrakt

Neben chemisch-synthetisch hergestellten Schilddrüsenhormonpräparaten gibt es noch sogenannte natürliche Schilddrüsenhormone – die natürlichen Schilddrüsenextrakte. Einige wenige Ärzte haben sich auf die Therapie mit natürlichem Schilddrüsenextrakt, die nicht zur Standardbehandlung schulmedizinisch geführter Praxen gehört, spezialisiert. Einer der bekanntesten Ärzte ist Dr. Bernd Rieger in Bamberg. Bitte beachten Sie, dass all diese Präparate in Deutschland der Verschreibungspflicht unterliegen. Die Kostenübernahme durch Krankenkassen geschieht nur unter bestimmten Voraussetzungen und ist eher die Ausnahme.

Verschreibungspflicht ernst nehmen

Eine Umgehung der Verschreibungspflicht durch erworbene Produkte aus dem Ausland, die als Nahrungsergänzungsmittel deklariert werden, kann folgenschwer sein: für Sie z. B. dadurch, dass der Zoll empfindliche Strafen einfordert. Praktizierende Heilpraktiker würden bei Weitergabe solcher Mittel hohe Freiheitsstrafen riskieren.

Der natürliche Schilddrüsenextrakt stammt aus gefriergetrocknetem Schilddrüsengewebe von Tieren, in der Regel Schweinen, manchmal auch Rindern, Schafen oder Pferden. Für Vegetarier oder Veganer kommt diese Therapieform also nicht infrage. Informieren Sie sich über die Haltungsform der Tiere. Grasweiden, ausreichend große Ställe, eine Fütterung ohne wachstumsfördernde Hormone oder Antibiotika sowie eine Schlachtung durch ausgebildete Metzger gehören zu den Qualitätsanforderungen. Natürliche Schwankungen im Wirkstoffgehalt werden bei einigen Herstellern ausgeglichen, denn ein junges Tier bildet natürlicherweise mehr Hormone als ein altes Tier.

Wie immer gibt es auch beim natürlichen Schilddrüsenextrakt Kriterien, die für oder gegen die Therapie sprechen.

Wie immer gibt es auch hier Kriterien, die für oder gegen die Therapie mit dem natürlichen Schilddrüsenextrakt sprechen. Ein natürlicher Schilddrüsenextrakt enthält nicht nur T4, sondern auch T3 und zahlreiche weitere Hormone wie T2, T1, selenhaltige Enzyme, Aminosäuren oder Calcitonin – also eine biologische Mischung, wie sie in der Natur vorkommt. Das Verhältnis von T4 zu T3 beträgt bei den Extrakten vom Schwein in der Regel vier zu eins. Wenngleich die genetische Verwandtschaftsbeziehung von uns Menschen zu Rindern etwas weiter weg als zu Schweinen ist, kommen einige Betroffene besser mit den Kapseln aus der Rinderdrüse (das Verhältnis von T4 zu T3 ist ungünstiger als bei Schweinedrüsen) zurecht. Schadstoffablagerungen in einer natürlichen Drüse sind denkbar, was zu Unverträglichkeitsreaktionen führen kann.

Fazit: Für Menschen mit einer Umwandlungsschwäche von T4 in T3, einer Unverträglichkeit der synthetischen Hormone, bei Therapieversagen oder einigen Begleiterkrankungen kann diese Therapieform durchaus Vorteile bringen.

Operation

Die Hashimoto-Erkrankung ist noch keine Indikation für eine Operation. Notwendig ist eine Operation erst, wenn bösartige Knoten bzw. ein bösartiger Schilddrüsentumor diagnostiziert wurden. Dann werden Teile oder die komplette Schilddrüse entfernt. Eine lebenslange Substitution mit L-Thyroxin ist in diesem Fall jedoch unumgänglich.

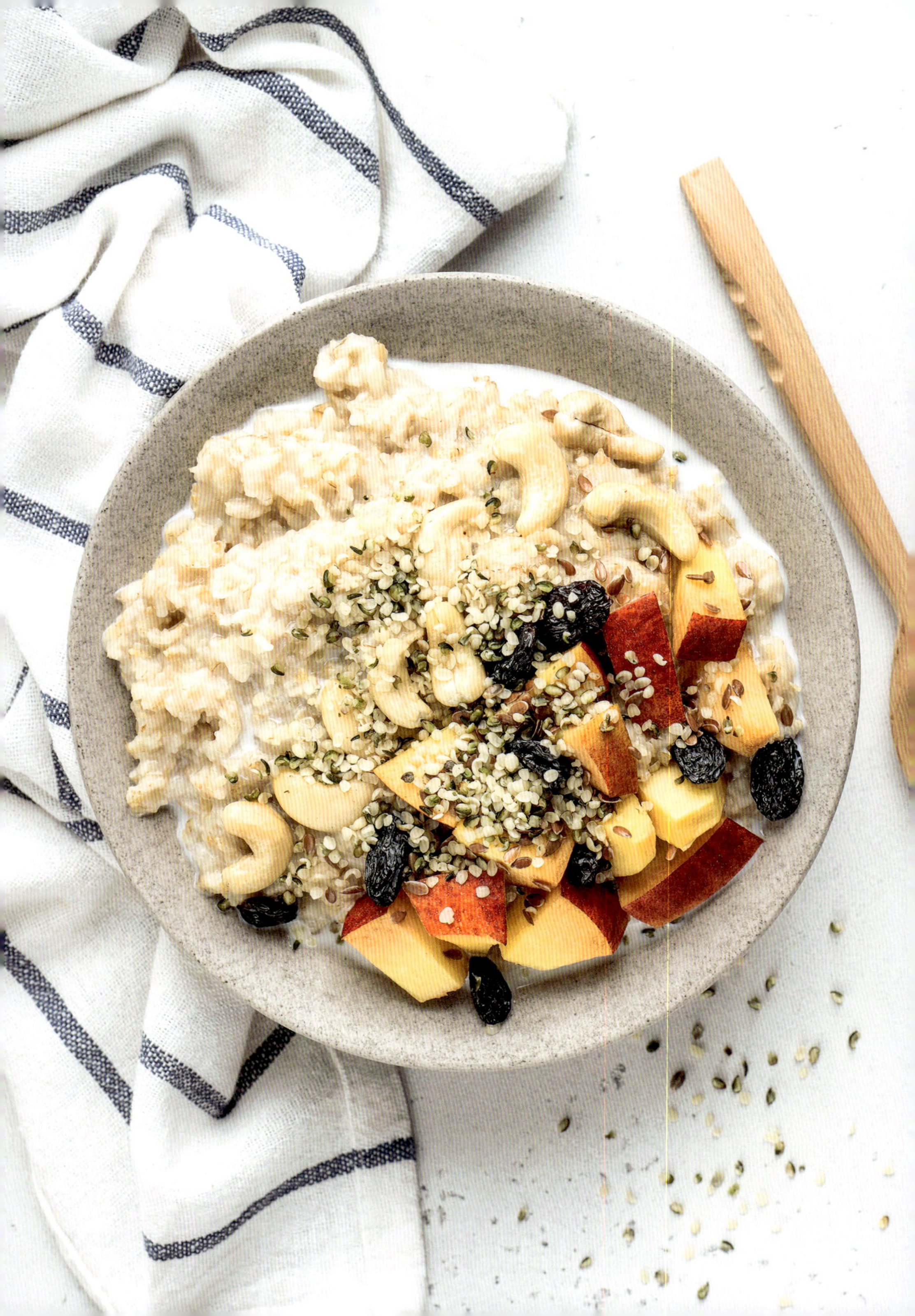

GANZHEITLICHE THERAPIE-ANSÄTZE

Durch eine einzelne Maßnahme lässt sich ein so komplexes Krankheitsbild wie Hashimoto leider nicht in den Griff bekommen. Die Beseitigung oder das Weglassen der Auslöser ist ein wichtiges Kriterium, wie Sie bereits gelesen haben, und auch eine Ernährungsumstellung alleine reicht meist nicht, aber sie ist ein wesentlicher Faktor. Wichtig ist, dass Sie erkennen, dass die Schilddrüse die „Bühne des Schauspiels" ist, also nur zum Teil für Ihre Beschwerden verantwortlich ist. Um neue Energie zu erreichen, müssen auch die oftmals vorhandenen Barrierestörungen oder Fehlbesiedelungen im Darm, eine überlastete Leber und geschwächte Nebennieren wieder ins Lot kommen. Wie Sie all das erreichen, lesen Sie in diesem Kapitel.

Die Selbstheilungskräfte aktivieren

Der Heilungsprozess von Hashimoto ist ein Marathon, kein Kurzstreckenlauf.

Der Heilungsprozess von Hashimoto ist ein Marathon, kein Kurzstreckenlauf. Es ist natürlich einfacher, täglich eine Tablette zu schlucken, als die Ernährung umzustellen, Nährstoffdefizite auszugleichen, Stress zu reduzieren und Sport zu treiben. Die gute Nachricht lautet jedoch: Hashimoto ist eine Erkrankung, die zur Heilung neigt. Eine Regulationstherapie, wie sie in meiner und vielen weiteren Naturheilpraxen angeboten wird, hat als oberstes Ziel, wieder das natürliche Gleichgewicht sowie Gesundheit zu erlangen. Und dafür braucht es Zeit, denn Heilung geschieht im eigenen Tempo. Ein Grashalm wird auch nicht schneller wachsen, wenn Sie daran ziehen. Es kann einige Wochen dauern, bis Sie eine deutliche Verbesserung Ihres Gesundheitszustandes verspüren. Selbstbeobachtung ist in dieser Zeit wichtig, denn nicht jedem tut das Gleiche gut.

Im Folgenden erhalten Sie einen Strauß von Möglichkeiten und Maßnahmen, mithilfe derer Sie wieder zu Ihrem Gleichgewicht zurückfinden: Ernährung, Homöopathie, Darmsanierung, Entgiften und Ausleiten, die Stärkung der Nebennieren und nicht zuletzt ein Blick auf die seelischen Aspekte des Lebens helfen Ihnen, Hashimoto in den Griff zu bekommen.

Ernährung

Wie ernährt man sich richtig bei Hashimoto? Die Frage ist ziemlich knifflig zu beantworten, da es keine Ernährungsform gibt, die jedem Menschen mit Hashimoto gleichermaßen guttut. Die wichtigste Regel lautet: Folgen Sie Ihrem Instinkt und beobachten Sie sich selbst. Wir sind alle Individuen und haben unsere Vorlieben. Vielleicht gehören Sie zu der Gruppe von Menschen, die kein Fleisch, keinen Fisch, keine Milch und Eier essen. Sich als Hashimoto-Erkrankter vegetarisch oder vegan zu ernähren, ist nicht so einfach, aber es geht. Lieben Sie Rohkost? Im fortgeschrittenen Stadium einer Hashimoto-Erkrankung würden Rohkost und ein hoher Ballaststoffanteil eine stark angegriffene Darmflora völlig überfordern und sich dadurch die Beschwerden verschlimmern. Dann ist gekochtes oder püriertes Obst oder Gemüse vorübergehend die bessere Lösung, denn es ist leicht verdaulich. Möglicherweise leiden Sie an Begleiterkrankungen oder haben Unverträglichkeiten bestimmter Nahrungsmittel wie etwa Getreide und Milcheiweiß. Auf Seefisch müssen Sie nur dann verzichten, wenn Sie zu den jodempfindlichen Menschen gehören, allen anderen tut hin und wieder eine Fischmahlzeit (Lachs, Hering, Makrele) sehr gut.

Unverträglichkeiten prüfen

Um eine eindeutige Aussage über Unverträglichkeiten zu machen oder auszuschließen, können Sie beim Arzt oder Heilpraktiker einen Bluttest machen. Eine Histamin-, Fruktose- oder Sorbitintoleranz ist häufiger vergesellschaftet mit einem angeschlagenen Darm: Bauchschmerzen, Blähungen, Durchfall, Übelkeit nach dem Essen, Gewichtsveränderungen, Müdigkeit, Gelenkschmerzen oder Konzentrationsprobleme sind hinweisende Symptome. Einige Ernährungsformen oder Lebensmittel haben sich jedoch besonders bewährt, andere sind weniger empfehlenswert.

Paläodiät

Back to the roots, „Zurück zu den Wurzeln“, lautet das Motto dieser Ernährungsform (von griechisch palaios, „alt“). Hier wird ein Speiseplan angestrebt, wie er in der Frühzeit der Menschheitsgeschichte üblich war. Bio-Lebensmittel und artgerechte Tierhaltung gehören dazu und alles, was man schon vor Tausenden von Jahren jagen, sammeln, pflücken oder fischen konnte. Trotz des

Zur Paläodiät gehören Bio-Lebensmittel und artgerechte Tierhaltung.

relativ hohen Anteils an Fleisch und Fisch bei dieser Ernährungsform kommt es zu keiner Übersäuerung des Gewebes. Das ist wichtig, denn es würde ein Entzündungsgeschehen nur aufrechterhalten. Eine Übersäuerung ist ein typisches Resultat unserer westlichen Ernährungsweise mit hellen Teigwaren, Industriezucker, Milch, Alkohol, Kaffee und Zusatzstoffen in der Nahrung. Bei der Steinzeiternährung ist solche Nahrung tabu. Auf den Speiseplan bei einer Paläodiät gehören:

- Gemüse roh, gekocht und fermentiert: wenn möglich alte Gemüsesorten wie Mangold, Pastinaken, Haferwurz, Mairüben, Gelbe und Rote Bete, Fenchel, Kohlgemüse (wenn möglich fermentiert, siehe Kasten)
- Obst und Beeren (vorzugsweise alte Obstsorten aus biologischem Anbau, Wildsammlung): Himbeeren, Brombeeren, Erdbeeren, Kirschen, Johannisbeeren, Heidelbeeren, Preiselbeeren, alte Birnen- und Apfelsorten wie Boskop; Hagebutten, Schlehenfrüchte

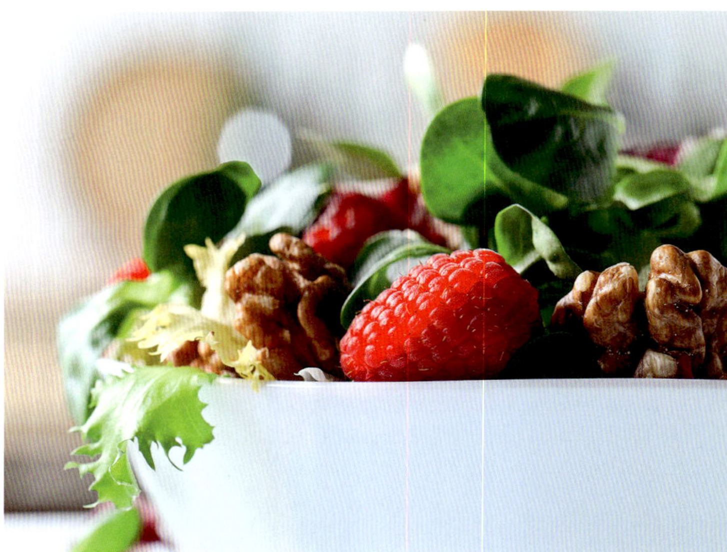

Die Paläodiät: Erlaubt ist alles, was unsere Vorfahren vor tausenden von Jahren jagen, sammeln, pflücken und fischen konnten.

- Nüsse: Walnüsse, Haselnüsse, Esskastanien, Kokosnüsse, Pistazien, Mandeln
- Samen: beispielsweise Leinsamen, Mohn oder Sesam
- Fleisch: aus artgerechter Tierhaltung, vorzugsweise alte Haustierrassen oder Wildtiere
- Fisch: aus sauberen Gewässern, wenn möglich Wildfang
- Fette und Öle: Olivenöl, Kokosöl, Avocadoöl, Walnussöl, Sesamöl, Palmöl, Ghee, Speck, Schmalz

In Maßen dürfen konsumiert werden:

- Hülsenfrüchte: Bohnen, Linsen, Erbsen, Kichererbsen
- Milch- und Milchprodukte (Sahne, Joghurt, Quark, Käse)
- Eier
- natürliche Süßstoffe wie Honig oder Ahornsirup
- Kartoffeln und Naturreis: nur in kleinen Mengen
- Getreide: allenfalls in kleinsten Mengen und nur als Vollkorngetreide

Vermieden werden sollen:

- Zucker, Süßigkeiten, Süßstoffe
- Softdrinks
- alle industriell hergestellten Lebensmittel
- raffinierte Pflanzenöle und Fette

Fermentiertes Gemüse selbst herstellen

Sicher kennen Sie vergorenes Gemüse. Sauerkraut ist die bekannteste Form davon. Jedoch hat fermentiertes Gemüse andere Eigenschaften als Sauerkraut aus dem Supermarkt, das in Konserven gepresst wurde. Dieses wurde erhitzt und ist demnach frei von nützlichen Bakterien.

Das Fermentieren ist in sehr vielen Kulturen bekannt und dient dazu, auch in der kalten Jahreszeit den Vitaminbedarf sicherzustellen. Es steckt voller guter Bakterien, die zur Darmgesundheit beitragen, vor allem Milchsäurebakterien (Laktobazillen) und Bifidobakterien: Sie sind wichtige Verdauungshelfer und unterstützen die gesamte Immunabwehr wie auch die emotionale und ▶▶

psychische Verfassung. Fermentiertes Gemüse ist also ein probiotisches Superfood.

Zum Fermentieren eignen sich im Prinzip alle festen Gemüsesorten wie Weißkohl, Rotkohl, Kohlrabi, Karotten, Fenchel, Radieschen, Rettich oder Rote Bete. Es ist nicht ganz das gleiche Verfahren wie bei der koreanischen Kimchi-Zubereitung, aber ähnlich. Das Gemüse wird entweder fein gehobelt oder in kleine Stücke geschnitten und in ein sauberes (am besten vorher ausgekochtes) Glas gefüllt. Bitte keine Schraubgläser verwenden, da diese durch den Gärungsprozess bersten können. Gut eignen sich Gläser mit Bügelverschluss, da hier die aufsteigenden Gase entweichen können.

Das geschnittene Gemüse in die Gläser füllen und gut andrücken. Mit einer Salzlake übergießen (20–30 g grobes Meersalz gelöst in Wasser) und alles gut mit der Lake bedecken, ansonsten besteht die Gefahr von Schimmelentwicklung. Fein geschnittener Kohl kann auch so lange mit den Händen in einer Schüssel durchgewalkt werden, bis Zellsaft austritt (dieser ersetzt das zugesetzte Wasser). Je nach Vorlieben können Sie Gewürze (Kümmel, Nelken, Wacholderbeeren) zugeben. Die Gläser fünf bis sieben Tage bei Zimmertemperatur stehen lassen, danach kann das Gemüse im Keller aufbewahrt werden.

Die Kühlung verlangsamt den Gärungsprozess. Um die wertvollen Milchsäurebakterien nicht zu zerstören, wird das fertige Gemüse roh gegessen. Eine Portion täglich ist ausreichend, denn wegen des Salzgehalts sollten Sie keine großen Portionen verzehren. Sie können es als Salat, als Beilage zu Fleisch, Fisch, vegetarischen Gerichten, als Belag auf Brot, Burger oder Sandwiches genießen.
Fazit: Fermentiertes Gemüse …

- ist gut fürs Immunsystem, da Vitamine, Enzyme, Mineralstoffe und Spurenelemente weitgehend erhalten bleiben,
- ist im Vergleich zu Rohkost leichter verdaulich und bekömmlicher,
- kann dazu beitragen, Nahrungsmittelunverträglichkeiten und -allergien zu lindern (Vorsicht jedoch bei einer Histaminunverträglichkeit: Bestimmte Stämme von Laktobazillen bilden Histamin – dann gibt es massive Beschwerden und fast unerträgliche Blähungen und Durchfälle),
- unterstützt das Abnehmen.

Low-FODMAP-Ernährung

FODMAP, die Abkürzung für *fermentable oligo-, di- und monosaccharides and polyols,* also für kurzkettige, vergärbare Kohlenhydrate wie Fruktose, Fruktane, Laktose, Galaktose oder Zuckeraustauschstoffe (z. B. Xylit oder Sorbit) stehen im Verdacht, die Durchlässigkeit des Darms zu erhöhen und einen Reizdarm zu begünstigen. Im Dünndarm werden sie kaum aufgenommen und gelangen so in den Dickdarm, der sie abbauen muss. Die FODMAP-Ernährung sieht vor, dass zunächst FODMAP-reiche Nahrungsmittel über mehrere Wochen vom Speiseplan gestrichen werden (Eliminationsphase) und bei Verträglichkeit stufenweise wieder eingeführt werden (Wiedereinführungsphase). Die Low-FODMAP-Ernährung ähnelt in vielen Teilen der Paläo-Ernährung.

Low-FODMAP-Ernährung: Gezielt Lebensmittel weglassen, die einen Reizdarm begünstigen können.

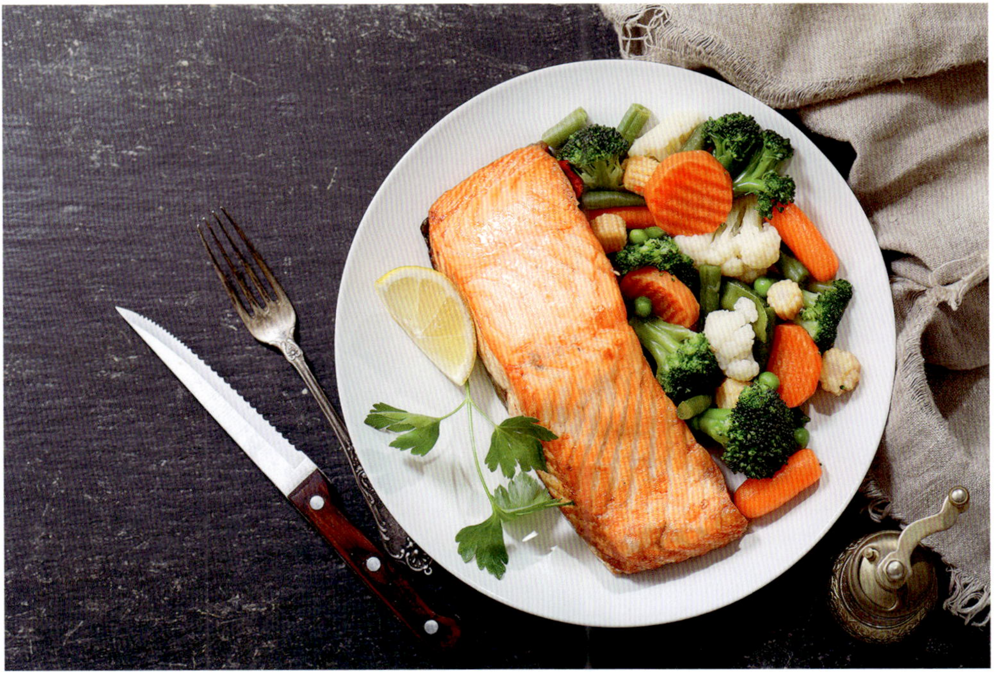

FODMAP-arme Lebensmittel und damit erlaubt:

- Obst: Bananen (in kleinen Mengen), Beeren, Kiwi, Mandarine, Orange, Passionsfrucht, Honigmelone, Zitrone
- Gemüse: Aubergine, Brokkoli, Chinakohl, Gurke, Fenchel, Kürbis, Karotten, Mangold, Paprika, Pastinaken, Radieschen, Rettich, Salat, Spinat, Sprossen, Steckrüben, Zucchini
- glutenfreie bzw. glutenarme Getreide und Pseudogetreide: Hirse, Hafer, Mais, Reis, Quinoa, Amaranth, Buchweizen, Hafer, Emmer, Einkorn, Flohsamenschalen
- laktosefreie Milch, Butter, Hartkäse
- Nüsse und Saaten in Mengen unter 20 g: Pistazien, Erdnüsse, Mandeln, Walnüsse
- Fette: Butter, pflanzliche Öle
- mageres Fleisch
- alle Fischarten und Meeresfrüchte
- Süßungsmittel: Haushaltszucker, Glukosesirup, Ahornsirup, Reissirup
- Getränke: Mineralwasser, Karottensaft, Cranberrysaft, Kaffee, grüner Tee, trockener Wein (enthält weniger Fruktose)

FODMAP-reiche Lebensmittel und damit zu vermeiden bzw. zu reduzieren:

- glutenhaltige Getreide (Weizen, Roggen, Dinkel), Cerealien und stärkereiche Produkte (Stärke, Flocken)
- Obst mit einem hohen Anteil an Fruktose, Oligosacchariden und Polyolen: Apfel, Birne, Pflaume, Mango, Pfirsich, Dosenobst
- Gemüse mit viel Fruktose, Oligosacchariden und Polyolen: Avocado, Artischocken, Blumenkohl, Bohnen, Erbsen, Kichererbsen, Pilze, Kohlsorten, Lauch, Schalotten und Zwiebeln
- Süßungsmittel: Maissirup, alle Zuckeraustauschstoffe wie z. B. Mannitol, Isomalt, Xylit; Honig, Agavensirup

- Milch- und Milchprodukte: laktosehaltige Milch und Joghurt
- Fette: Kräuterbutter, verarbeitete Fette
- verarbeitetes (frittiertes oder paniertes) Fleisch und Wurstwaren
- verarbeiteter (frittierter oder panierter) Fisch
- Nüsse und Saaten in Mengen ab 20 g: Pistazien, Erdnüsse, Mandeln, Walnüsse
- Getränke: Limonaden, Fruchtsäfte, Bier, Wein, Likör, Rum, Sherry, Malzkaffee

Vegane Ernährung

Meist ist es etwas problematisch, sich bei Hashimoto und anderen Autoimmunprozessen vegan zu ernähren, aber es geht. Dabei ist es unerheblich, ob Sie sich aus ethischen Gründen dafür entscheiden oder weil Sie einfach bestimmte Nahrungsmittel wie etwa Fisch oder Meeresfrüchte nicht vertragen. Bitte beachten Sie, dass Sie dabei Ihren Protein-, also Eiweißbedarf ausreichend decken. Proteinpulver gibt es auch als vegane Form. Häufig werden diese aus Hülsenfrüchten wie Erbsen gewonnen. Hier stellt sich leider in der Praxis häufig ein Problem ein, weil diese wegen der enthaltenen Lektine schlecht vertragen werden.

> Bei einer veganen Ernährung müssen Sie besonders darauf achten, Ihren Proteinbedarf ausreichend zu decken.

Lektine sind komplexe Proteine und natürliche Bestandteile von Hülsenfrüchten (Erbsen, Bohnen, Linsen). In geringerer Menge als in Hülsenfrüchten kommen sie auch in Getreiden, Cashewkernen, Erdnüssen sowie Nachtschattengewächsen wie etwa Tomaten, Paprika, Auberginen und Kartoffeln vor. In der Natur dienen die Lektine zur pflanzlichen Abwehr von Freßfeinden. Durch eine richtige Zubereitung, z. B. durch Kochen, Einweichen, Keimen, Fermentieren und das Entfernen von Schalen, können Lektine unschädlich gemacht oder entfernt werden.

Lektine

Bei Autoimmunprozessen wie einer Hashimoto-Thyreoiditis ist der Verzehr lektinreicher Produkte problematisch, da diese Entzündungen aufrechterhalten und das Immunsystem weiter aus dem Gleichgewicht bringen:

- Im Magen können sie Magenentzündungen verstärken.
- Im Darm schaden sie der Epithelschicht wie auch der Darmflora und verstärken das Leaky-Gut-Syndrom (siehe Seite 123).
- In den Gelenken halten manche Lektine Entzündungsprozesse aufrecht und führen zu rheumatischen Beschwerden.
- Lektine können Insulinrezeptoren blockieren, wodurch der Blutzuckerspiegel ansteigen kann.

Für Vegetarier und Veganer ist die Eiweißversorgung ohnehin eine große Herausforderung. Reich an Proteinen sind Nüsse und Samen. Vitamin B_{12} muss mangels Vorkommen in pflanzlicher Nahrung supplementiert werden, ebenso wie Mineralien wie Eisen und Zink. Grüne Smoothies können jedoch echte Powerdrinks sein – vorausgesetzt, Sie mögen den oft grasartigen Geschmack. Solange der Darm noch nicht gut funktioniert, sind auch glutenhaltige Getreide und Rohkost unverträglich.

Nahrungsmittel, die sich nachteilig auswirken können

Goitrogene sind Substanzen, die im Verdacht stehen, eine Vergrößerung der Schilddrüse, also ein Struma, einen Kropf, zu bewirken.

Goitrogene

Goitrogene oder strumigene Substanzen – das klingt erst einmal befremdlich. Dabei handelt es sich um Substanzen, die im Verdacht stehen, eine Vergrößerung der Schilddrüse, also ein Struma, einen Kropf, zu bewirken. Ganz eindeutig ist die Studienlage noch nicht, jedoch ist ziemlich sicher, dass bestimmte Ernährungsgewohnheiten die Kropfbildung fördern. Dabei ist die Wirkweise dieser Substanzen unterschiedlich. Einige hemmen die Bindung von Jod an die Aminosäure Tyrosin und verhindern so die Bildung von Schilddrüsenhormonen. Andere hemmen die Jodaufnahme in die Schilddrüse. Doch auch bei Hashimoto brauchen Sie nicht grundsätzlich auf Lebensmittel zu verzichten, die Goitrogene enthalten, Sie sollten nur nicht regelmäßig große Mengen davon verzehren. Üben Sie keinen gänzlichen Verzicht, wenn Sie Zwiebeln und Co. gut vertragen.

Gemüse aus der Familie der Kreuzblütler, also Kohlarten und Zwiebelgewächse beinhalten strumigene Substanzen. Im Einzelnen sind dies: Brokkoli, Weißkohl und daraus zubereitetes Sauerkraut, Rotkohl, Blumenkohl, Rosenkohl, Kohlrabi, Grünkohl, Steckrüben, Senf, Radieschen, Rettich, Meerrettich, Zwiebeln, Knoblauch, Bärlauch und weitere Zwiebelgewächse.

Soja

Sojabohnen und Sojaprodukte haben einen besonders hohen Protein- und Nährstoffgehalt, gehören jedoch für Hashimoto-Betroffene zu den abträglichen Nahrungsmitteln. Einige Inhaltsstoffe haben strumigene Eigenschaften, die auch durch Erhitzen nicht entfernt werden. Besonders die Phytoöstrogene Genistein und Daidzein mindern die Leistung der Schilddrüse durch das Blockieren der Aktivität der TPO-Enzyme. So wird die Umwandlung von T4 in T3 eingeschränkt und die Jodaufnahme in die Schilddrüse gestört.

Schwierig kann es bei veganer oder vegetarischer Ernährung werden, wenn Fleisch und Wurst durch Sojaprodukte ersetzt und diese häufiger konsumiert werden. Ein vollständiger Verzicht auf Soja ist jedoch nicht nötig. Ich rate lediglich von der Aufnahme isolierter oder angereicherter Präparate mit Phytoöstrogenen ab, wie sie beispielsweise zur Linderung von Wechseljahresbeschwerden angeboten werden. Zudem enthält Soja sogenannte Antinährstoffe wie Phytinsäure und Lektine. Durch eine langsame Fermentation werden diese Stoffe jedoch stark reduziert. Deshalb ist der Konsum von Miso, Natto oder Tempeh weitaus zuträglicher als nicht fermentiertes Soja.

Milch und Milchprodukte

Auch bei Milch und Milchprodukten gibt es Gründe, warum man sie nur in kleinen Mengen zu sich nehmen bzw. in Zeiten eines Schubs oder bei starken Symptomen ganz darauf verzichten sollte. Wenn Sie hin und wieder zu Milchprodukten greifen, dann bitte nur zu jenen aus kontrolliert biologischem Anbau oder von weidegefütterten Kühen oder Almkühen. Abgesehen davon, dass die Haltungsbedingungen dieser Tiere deutlich besser sind, sind in dieser Milch vermutlich keine Antibiotikarückstände zu finden, aber etwas Vitamin D (siehe Seite 91). Leider können Sie Milch auch nicht einfach durch laktosefreie Milch ersetzen, denn problematisch ist eher das Milcheiweiß, also das Casein, da es in seiner Struktur relativ stark dem Gluten ähnelt. Milch und Milchprodukte können demnach zu einer Verschlechterung der Hashimoto-Symptome führen.

Obwohl Milch relativ wenig Zucker enthält, führt der Konsum zu einem deutlichen Insulinanstieg. Grund dafür ist vermutlich ein bestimmtes Milcheiweiß (Alpha-1-Casein), das eine insulinähnliche Wirkung hat, somit den Zuckerspiegel bis zur Unterzuckerung fallen lässt und dann erneut zu Heißhunger führt. Kühe, die auf Almen und Weiden gehalten werden, produzieren eine andere Art von Milcheiweiß, das Alpha-2-Casein. Dieses Milcheiweiß ist für einige Menschen viel besser verträglich. Probieren Sie einfach aus, ob es Ihnen zuträglich ist.

Vitalstoffe

Einige Beschwerden sind nicht immer mit einer unzureichenden hormonellen Einstellung zu begründen, sondern lassen sich auf Mängel an Vital- bzw. Mikronährstoffen zurückführen. Vor allem dann, wenn die Verdauungsfunktion gestört ist, erreichen selbst bei guter Ernährung nicht alle Vitalstoffe den Zielort. Und das ist leider bei den meisten Menschen mit Hashimoto der Fall.

Nahrungsergänzungsmittel, auch Supplemente genannt, sind sicher kein Ersatz für eine ungesunde Ernährung. Sie können jedoch Versorgungslücken und Mangelerscheinungen ausgleichen. Eine klug ausgewählte und auf Ihre Bedürfnisse zugeschnittene Supplementierung kann sowohl die Schilddrüsenfunktion als auch Ihr gesamtes Wohlbefinden verbessern. Und für alle Kritiker gleich vorweg: Viele Parameter lassen sich auch messen. Beispielsweise sinken dadurch die TPO-Antikörper, der Eisen- oder Vitamin-D-Wert hingegen steigen deutlich an.

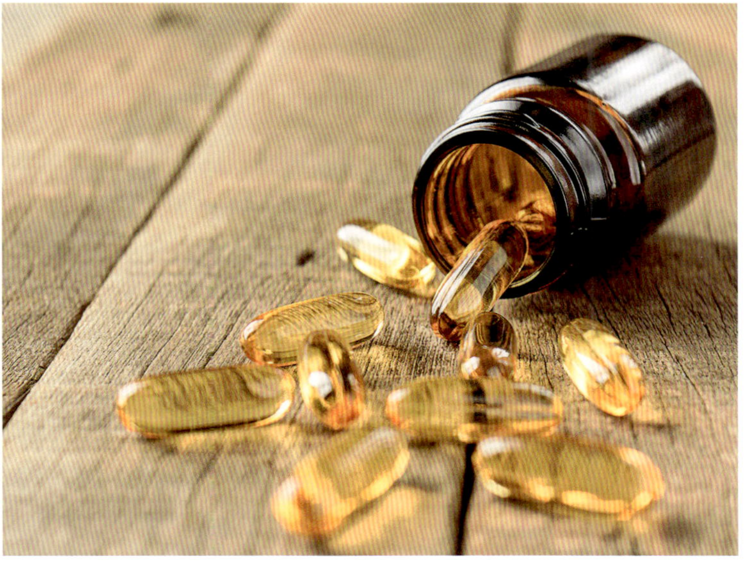

Nahrungsergänzungsmittel sind kein Ersatz für eine ungesunde Ernährung, können jedoch Versorgungslücken ausgleichen.

Blutwerte sind jedoch nicht das alleinige Kriterium für eine Zufuhr, da einige Mineralstoffe und Spurenelemente (Magnesium, Zink) überwiegend im Gewebe eingelagert werden und nur zu einem klitzekleinen Teil im Blut zirkulieren. Manchmal ist das subjektive Befinden ausschlaggebend für die Mittelwahl. Falls Sie zu den sensiblen Menschen gehören (was bei Hashimoto-Betroffenen häufiger der Fall ist), sollten Sie zunächst mit der Einnahme eines Monopräparats beginnen, statt gleich einen ganzen Cocktail einzuwerfen. So können Sie bei Unverträglichkeitsreaktionen gleich die Substanz bestimmen, die Probleme bereitet.

Wichtig ist, dass Sie zu hochwertigen Produkten ohne Füll- und Zusatzstoffe greifen. Auf den folgenden Seiten empfehle ich eine Auswahl an Präparaten. Es gibt jedoch auch von anderen Herstellern oft gleichwertige Zubereitungen. Zudem bevorzugen die einen Tabletten oder Pulver, während die anderen lieber Nahrungsergänzungsmittel in flüssiger Form einnehmen.

Gute Gründe für Nahrungsergänzungen

Weitere Gründe für die Einnahme von Nahrungsergänzungsmitteln: Die konventionelle Landwirtschaft der letzten Jahrzehnte hat die Böden stark ausgelaugt, wodurch Früchte und Gemüse weniger Nährstoffgehalt haben. Außerdem gehen je nach dem Verarbeitungsgrad unserer Nahrung weitere Nährstoffe verloren.

Eisen

Eisenmangelzustände kommen bei Hashimoto häufig vor.

Bei mehr als zwei Dritteln aller Hashimoto-Betroffenen wird ein Eisenmangel diagnostiziert. Gerade in der Phase der Unterfunktion ist eine ausreichende Eisenversorgung jedoch von großer Bedeutung. Ein ausgeglichener Eisenhaushalt ist ein bedeutender Faktor, denn Eisen kurbelt beispielsweise die Umwandlung von T4 in das wirksame T3 an.

Das mengenmäßig bedeutendste Metall ist auch Bestandteil des Hämoglobins (roter Blutfarbstoff) und vor allem für den Sauerstofftransport im Blut nötig. Das Spurenelement ist auch an der Energiegewinnung in den Zellen beteiligt. Dort ist es Bestandteil wichtiger Enzymgruppen und sorgt beispielsweise dafür, dass das eisenabhängige Enzym Thyreoperoxidase (TPO) wesentliche Schritte zur Schilddrüsenhormonherstellung beeinflusst. Ein Eisenmangel kann die TPO-Aktivität beeinträchtigen und somit Schilddrüsenfunktionsstörungen verursachen oder eine Unterfunktion mit verursachen oder verstärken. Gleichzeitig verschlechtert eine Schilddrüsenunterfunktion die Aufnahme von Eisen.

Eisen spielt außerdem eine Rolle bei der Akutantwort bei Infektionen: Ein Mangel verringert die Zahl der immunkompetenten T-Zellen und verringert die Lymphozytenreifung und -differenzierung. Daneben ist Eisen relevant für die Entgiftung körperfremder Stoffe (siehe Seite 108), die Bildung von Östrogen und Progesteron oder auch für die Haarbildung. Ein durch Eisenmangel ausgelöster Haarausfall ist der häufigste Grund für Frauen kurz vor den Wechseljahren. Typischerweise zeigt er sich durch ein Ausdünnen der Haare ohne ein spezifisches Muster und mit vermehrtem Haarausfall beim Haarewaschen und Bürsten.

Frauen sind generell deutlich häufiger als Männer von einem Eisenmangel betroffen, vor allem dann, wenn sich stärkere Blutungen einstellen. Das betrifft häufiger Frauen kurz vor der Menopause, jedoch berichten auch junge Frauen mit einer Hashimoto-Erkrankung von starken oder verlängerten Blutungen bedingt durch ein Ungleichgewicht der Geschlechtshormone.

Bei Männern wie auch bei Frauen können eine Fehlbesiedelung im Darm mit krank machenden Keimen und Parasiten, ein löchriger Darm („Leaky Gut“) oder auch Nahrungsmittelunverträglichkeiten wie eine Glutensensitivität zu einer unvollständigen Aufspaltung und Aufnahme von Nährstoffen wie Eisen führen. Auch die regelmäßige Einnahme bestimmter Medikamente (ASS, nichtsteroidale Antirheumatika/NSAR) begünstigt einen Eisenmangel.

Blasse Schleimhäute, allgemeine Müdigkeit, ständiges Frösteln, Konzentrationsschwäche und wenig Ausdauer oder Atemnot beim Sport sind die ersten Symptome, die auf einen Eisenmangel hindeuten. Im Labor gibt die Betrachtung des Eisenspeichers, des Ferritins, Hinweise auf einen Eisenmangel. Es reicht längst nicht aus, den Hb-Wert alleine zu bestimmen, da selbst bei normalem Hb-Wert ein Eisenmangel vorherrschen kann. Auch das Transferrin kann zur Diagnostik mit herangezogen werden. Dieses ist bei Eisenmangel jedoch erhöht und nicht erniedrigt, denn es ist ja nichts anderes als ein Botenstoff, der das Eisendepot auffüllen soll. Optimalerweise sollte der Ferritinwert zwischen 60 und 90 ng/ml liegen. Frauen mit einer Hashimoto-Erkrankung haben oft katastrophale Ferritinwerte von 10 ng/ml oder darunter. Die monatliche Blutung und weitere Faktoren scheinen ein bedeutender Faktor zu sein, damit sich die Speicher fast leeren.

Wie Sie den Mangel beheben

Die Wahl der Therapieoptionen hängt von der Ausprägung oder auch den Begleiterkrankungen ab. Leichte Mängel können Sie gut über die Ernährung beheben. Als natürliche Eisenquellen kommen rotes Fleisch, Leber (beste Quelle, wenngleich oft schadstoffbelastet), ein halber Liter Rote-Bete-Saft, der Genuss von zwei Handvoll roter Beerenfrüchte oder Brennnesselgemüse bzw. Brennnesselsaft über einige Wochen infrage. Säuren wie Vitamin C (Ascorbinsäure), Apfelsäure, Weinsäure oder Zitronensäure können die Eisenaufnahme deutlich anheben. Sie sind natürlicher Bestandteil von Obst. Mit einem Gläschen frisch gepresstem Orangensaft können Sie deshalb die Aufnahme von Eisen deutlich verbessern. Hingegen hemmen Gerbstoffe in schwarzem Tee oder die Chlorogensäure in Kaffee sowie größere Mengen Kalzium und Magnesium die Aufnahme von Eisen. Daher sollten Sie Tee oder Kaffee sowie kalzium- und magnesiumhaltige Nahrungsergänzungsmittel zeitversetzt mit einem Abstand von vier Stunden einnehmen.

Brennnesselsaft: Die im Mai geernteten Blätter haben den höchsten Eisengehalt. Sie sollten nur auf schadstofffreien Plätzen gepflückt werden. Eine Handvoll der frischen Ernte im Mixer zerkleinern und den grünen Brei durch einen Leinenbeutel ausdrücken. 2–3 EL täglich mit etwas Zitronensaft füllen zuverlässig die Eisenspeicher auf.

Lange Zeit galt in der Medizin die Meinung, dass zweiwertiges Eisen aus tierischen Quellen viel besser verwertet werden kann als dreiwertiges Eisen aus pflanzlichen Quellen. Von dieser Theorie rücken immer mehr Mediziner ab, da auch Vegetarier bei ausreichender Aufnahme keine Mängel zeigen. Gut verträglich sind

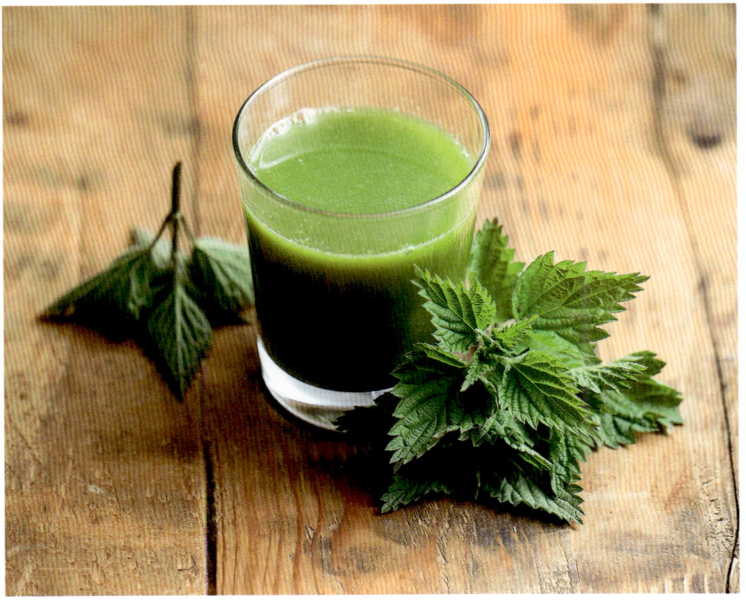

Brennnesselsaft ist eine gute Eisenquelle für Vegetarier.

pflanzliche Nahrungsergänzungsmittel wie Floradix® Kräuterblut® oder auch andere Supplemente wie Eisen extra mit Vitamin C von Greenleaves.

Hohe Dosierungen in Form von Tabletten (ab 100 mg) haben oft unangenehme Nebenwirkungen. Magenschmerzen, Verstopfung sowie schwarzer und klebriger Stuhl gehören dazu. Die Beschwerden nach einer oralen Supplementierung kommen dann, wenn zu viel und zu schnell hintereinander Eisen eingenommen wurde. Vielleicht sind auch Eiseninfusionen für Sie die geeignetste Form, um den Ferritinwert schnell anzuheben. Es gibt spezielle ärztliche Praxen, die diese Therapieform anbieten. Die Krankenkassen übernehmen jedoch in der Regel erst bei Werten unter 15 ng/ml Ferritin die Kosten der Therapie.

Die Eisenverwertung unterstützen

Hin und wieder gibt es Verwertungsstörungen im Eisenhaushalt: Egal, ob Sie Eisen oral oder per Infusion zuführen, es kommt zu wenig oder gar nicht an. Das Schüßler-Salz Nr. 3, Ferrum phosphoricum, kann in vielen Fällen die Aufnahme und Verwertung von Eisen verbessern oder beschleunigen. Einfach zwei- bis dreimal täglich eine Tablette unter der Zunge zergehen lassen. Zudem kann ein Mangel an Magensäure, an Kupfer oder Vitamin A die Eisenaufnahme verschlechtern.

Bitte beachten

Eisen interagiert mit zahlreichen Medikamenten. Die Einnahme von Schilddrüsenhormonen (L-Thyroxin) und Eisenpräparaten sollte zeitversetzt in einem Abstand von vier Stunden erfolgen. Eisen kann die Wirkung von Thyroxin hemmen, wobei der Mechanismus noch nicht vollständig geklärt ist. Wenn möglich nehmen Sie Eisenpräparate nicht zusammen mit Zink oder Kalzium ein.

Selen

Selen gehört zu den Antioxidantien, den sogenannten Radikalfängern, schützt die Schilddrüse vor oxidativem Schaden durch Wasserstoffperoxid und wirkt entzündungshemmend. Allein durch die Gabe von Selen kann die Entzündungsaktivität in der Schilddrüse gebremst werden, und auch der TPO-Antikörpertiter (siehe Seite 85) lässt sich durch Selengaben reduzieren, wenn Selen (200 µg) über zwei bis drei Monate eingenommen wird.

Selenmangel kann eine Unterfunktion verschlechtern.

Das lebenswichtige Spurenelement hat noch weitere Aufgaben: Es unterstützt die normale Funktion des Immunsystems und schützt beispielsweise vor einer Anfälligkeit mit bakteriellen Infekten, sorgt für schöne Haare und Nägel, für eine normale Spermabildung und verhindert Schädigungen von Nerven und Muskulatur. Einen besonderen Bezug hat Selen jedoch zur Schilddrüse. Sie ist das selenreichste Organ. Sogenannte Deiodasen – selenabhängige Enzyme – sorgen dafür, dass T4 in das wirksame T3 umgewandelt werden kann. Ist also zu wenig Selen vorhanden, wird zu wenig T3 gebildet, es kommt zu einer Unterfunktion der Schilddrüse oder eine vorhandene wird verstärkt.

Wie Sie den Mangel beheben

Zwar ist die Selenzufuhr abhängig von den Ernährungsgewohnheiten – wer sich eiweißarm oder einseitig ernährt, ist besonders gefährdet –, jedoch sind die heimischen Böden generell selenarm. Mischköstler haben vergleichsweise weniger Defizite mit der Selenversorgung, Vegetarier und Veganer sind viel häufiger davon betroffen. Diese können besonders von dem Verzehr von Paranüssen profitieren, der natürlichsten Form, Selen aufzunehmen. Schon drei bis vier Paranüsse täglich genügen, um einen erhöhten Selenbedarf zu decken – mehr jedoch sollten es nicht sein, denn Paranüsse haben einen vergleichsweise hohen natürlichen Radiumgehalt. Austern, Heilbutt, Makrelen und Steinpilze haben ebenfalls einen hohen Selenanteil und sind daher eine Alternative zu Paranüssen.

Wer keine Paranüsse mag, eine Unverträglichkeit hat oder wem der Gedanke an den hohen Radiumgehalt Unwohlsein bereitet, kann auf Tabletten zurückgreifen. Um die Bildung von Antikörpern zu hemmen, kann eine tägliche Selengabe zwischen 50 und 300 µg nötig sein. Die Hersteller bieten meist Natrium-Selenit-Verbindungen an wie etwa selen-Loges® oder Cefasel nutri®. Nehmen Sie Selen auf leeren Magen zusammen mit Vitamin E ein.

Die Symptome eines Selenmangels sind unspezifisch und lassen sich schwer erkennen. Eine verstärkte Infektanfälligkeit, eine vergrößerte Schilddrüse, feines, sprödes Haar, weiße Flecken auf den Nägeln wie auch eine verminderte Fruchtbarkeit kommen in Frage. Ein Selenmangel wird durch labordiagnostische Analyse des Selengehaltes im Vollblut oder Blutplasma diagnostiziert. Liegen die Werte unter 100 µg/l bzw. unter 80 µg/l, liegt ein Selenmangel vor. Falls eine Schilddrüsenerkrankung diagnostiziert wurde, übernimmt die Krankenkasse die Kosten für die Testung.

Bitte beachten

Wenn Sie sich für die Einnahme von Selenpräparaten entschieden haben, sollten Sie die gleichzeitige Einnahme von hochdosiertem Vitamin C vermeiden, da hier die Bioverfügbarkeit beeinträchtigt werden kann. Eine zeitversetzte Einnahme von wenigstens einer Stunde ist von Vorteil. Bei Langzeiteinnahme von 200–300 µg kann es zu Vergiftungen kommen, daher sollten Sie den Selenwert hin und wieder nachmessen lassen. Zu den Symptomen einer Selenvergiftung gehören Beschwerden im Magen-Darm-Trakt, Haarausfall, Veränderungen an Haaren und Nägeln, Müdigkeit, Reizbarkeit, nach Knoblauch riechender Atem und eine gelbliche Verfärbung der Haut.

Zink

Generell spielt Zink eine tragende Rolle bei der Regulation von Autoimmunprozessen. Gerade bei häufigen Infekten kann die Einnahme des lebenswichtigen Spurenelements täglich bis zur Besserung der Beschwerden sinnvoll sein. Wenn man bedenkt, dass hohe Zinkvorkommen im Körper in den Hoden, in den Eierstöcken oder in der Bauchspeicheldrüse vorkommen, wird klar, dass die hormonelle Funktion von Zink abhängig ist. Zink ist wie Selen für die Dejodierung nötig, also den Umwandlungsprozess von T4 in T3, es katalysiert etwa 300 Enzymreaktionen und ist beteiligt an der DNA-Synthese. Ohne Zink können wir schlechter riechen und schmecken. Haut, Haare und die Wundheilung sind ebenfalls auf Zink angewiesen.

> Bei Umwandlungsstörungen von T4 in T3 sollten Sie an Zink denken.

Störungen der Darmdurchlässigkeit, das sogenannte Leaky-Gut-Syndrom, führen dazu, dass Zink deutlich schlechter aufgenommen wird. Glücklicherweise ist Zink auch daran beteiligt, den löchrigen Darm wieder abzudichten. Bei gehäufter Stuhlfrequenz, die durch chronische Entzündungsprozesse oder eine Fehlbesiedelung des Darms entsteht, wird vermehrt Zink über den Darm ausgeschieden. Deshalb kommen Zinkmangelzustände bei Hashimoto-Betroffenen gehäuft vor.

Ein Zinkmangel kann nur schwer diagnostiziert werden, denn der Großteil des Zinkvorkommens wird in den Zellen gespeichert und nur etwa 0,8 Prozent davon kommen im Blut vor. Die Zink-Serum-Konzentration kann deshalb selbst bei Mangelzuständen noch im Normbereich liegen, weshalb der Zink-Serum-Spiegel zur Bestimmung des Zinkstatus nur bedingt geeignet ist. Weitere Faktoren wie die Tageszeit oder die Einnahme der letzten Mahlzeit wirken hier ebenfalls mit. Auch durch die Mobilisierung von Zink aus den Knochen bleibt der Spiegel lange Zeit konstant und täuscht deshalb Normwerte vor.

Weil Zink so viele Aufgaben im Körper erfüllt, sind die Anzeichen für einen Zinkmangel oft unspezifisch und können auch auf andere Erkrankungen sowie Mangelzustände hindeuten. Eine verstärkte Infektneigung, Wundheilungsstörungen, trockene Haut, Haarausfall, brüchige Nägel, Unfruchtbarkeit, depressive Verstimmungen oder auch Appetitlosigkeit können hinweisend sein.

Wie Sie den Mangel beheben

Zink kommt in der Nahrung vor. Austern und Garnelen stehen vermutlich nicht so oft bei Ihnen auf dem Speiseplan – das wären die besten Zinklieferanten. Rindfleisch, Leber und Fisch liegen auch noch relativ weit vorn. Die relativ hohen Zinkvorkommen in Hülsenfrüchten (Soja, Erbsen, Linsen), Nüssen, Saaten (Kürbis- und Sonnenblumenkerne) und Getreiden können vom Körper nicht optimal aufgenommen werden, da die enthaltene Phytin-

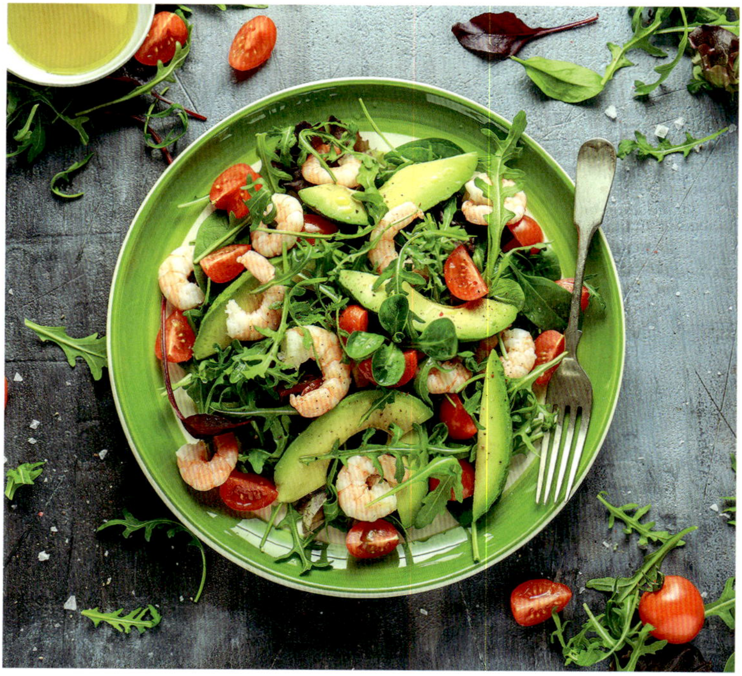

Gute Zinklieferanten sind Garnelen.

säure die Aufnahme von Zink hemmt. Auch die Zinkvorkommen in Milch und Käse sind nicht sehr gut verfügbar, da das vorhandene Kalzium ein Gegenspieler von Zink ist.

Mit zinkreichen Lebensmitteln lässt sich sicher ein Zinkspiegel konstant halten oder auch etwas anheben. Um echte Defizite zu behandeln, reichen sie vermutlich nicht aus. Es gibt eine Vielzahl von Zinkpräparaten auf dem Markt. Damit Zink vom Körper aufgenommen werden kann, muss das Zink an eine andere Substanz gebunden sein. Die Kombination mit Aminosäuren funktioniert besonders gut, beispielsweise mit Zinkorotat (Zinkorot® 25 von Wörwag) oder einem Zink-Histidin-Komplex wie Curazink® von Stada. Die Einnahmedauer sollte mehrere Wochen betragen, im Einzelfall länger.

Bitte beachten

Durch die missbräuchliche oder jahrelange Anwendung von Zinkpräparaten können Zinkvergiftungen entstehen. Übelkeit, Erbrechen oder Durchfall gehören zu den Symptomen einer Vergiftung. Die Dosierung, die bei Erwachsenen ohne Schäden zu befürchten als tolerierbar gilt, liegt bei 25 mg Zink pro Tag. Übrigens: Auf Dauer kann zu viel Zink die Kupfer- und Eisenaufnahme hemmen und dadurch die Blutbildung negativ beeinflussen.

Vitamin C

Vitamin C, das Powervitamin, stärkt unser Immunsystem, verbessert die Aufnahme von Eisen, trägt zur besseren Wundheilung bei, ist ein starkes Antioxidans und unentbehrlich bei der Bildung von Hormonen und Neurotransmittern, ist beteiligt an der Bildung von Bindegewebe, Knorpeln und Knochen und kann die Dauer und Schwere von Erkältungen mindern.

Eine ausreichende Versorgung mit Antioxidantien ist bei allen Formen von Autoimmunprozessen wichtig. Kleinere Studien haben gezeigt, dass durch die Einnahme von Vitamin C die Aufnahme und Wirksamkeit von L-Thyroxin verbessert werden kann. Wir Menschen können im Gegensatz zu den meisten Tieren Vitamin C weder selbst herstellen noch lange speichern, da es wasserlöslich ist und über den Urin wieder ausgeschieden wird. Der Vitalstoff kommt praktisch in allen Zellen des Immunsystems vor, stimuliert das Entgiftungssystem und bessert anhaltende Erschöpfungszustände. Ein erhöhter Vitamin-C-Bedarf entsteht allgemein bei Infektionen und Entzündungen.

Achten Sie bei Vitamin-C-Präparaten auf gute Qualität.

Glücklicherweise gibt es heutzutage kaum noch ausgeprägte Vitamin-C-Mangelzustände. In früheren Zeiten war das anders, denn eine ganzjährige Versorgung mit Früchten war nicht gegeben. Der gefürchtete Skorbut kostete viele Seefahrer das Leben, und bei der Landbevölkerung kam er besonders am Ende des Winters zum Vorschein. Schwäche, Leistungseinbußen, Zahnfleischbluten bis hin zum Zahnverlust und anhaltende Muskelschmerzen sind Kennzeichen dieser Erkrankung. Eine erhöhte Infektanfälligkeit und chronische Entzündungsprozesse wie die Hashimoto-Erkrankung sind jedoch nach wie vor noch Grund für die zusätzliche Gabe von Vitamin C.

Wie Sie den Mangel beheben

Südfrüchte wie Kiwis, Zitronen und Orangen enthalten größere Mengen an Vitamin C, auch heimische Früchte wie Sanddorn, Hagebutten, schwarze Johannisbeeren oder Kohlsorten wie Grünkohl, Blumenkohl, Kohlrabi und Brokkoli. Bei einer längeren Lagerung von Obst und Gemüse geht Vitamin C verloren, beim Einfrieren von erntefrischem Obst und Gemüse jedoch sind die Vitamin-C-Verluste gering. Der Tagesbedarf von etwa 100 mg Vitamin C wird bereits durch 60 g frische Johannisbeeren oder ein bis zwei Orangen gedeckt, bei akuten Infektionen können höhere Vitamin-C-Gaben sinnvoll sein.

Von Monopräparaten würde ich eher abraten, da Vitamin C in der Natur niemals isoliert vorkommt, sondern immer in Kombination mit anderen bioaktiven Stoffen, beispielsweise Flavonoiden. Vitamin C ist nicht gleich Vitamin C. Die Qualitätsunterschiede der Produkte sind recht hoch. Beispielsweise ist Ascorbinsäure ein synthetisch hergestelltes Präparat. Es wird schnell aufgenommen und auch schnell wieder ausgeschieden. Besser sind noch Retard-Produkte, die das Vitamin „häppchenweise“ abgeben.

Die beste Lösung sind natürliche Vitamin-C-reiche Quellen. Sanddornsaft, schwarzer Johannisbeersaft, Hagebuttenpulver oder Zubereitungen aus der Acerolakirsche schmecken und sind viel besser verwertbar als die synthetischen Varianten. Verwenden Sie stets frisches Obst und Gemüse oder hochwertige Zubereitungen daraus, denn Vitamin C ist sehr empfindlich und kann sich durch Licht und Hitze zersetzen.

Bitte beachten

Isolierte Vitamin-C-Gaben von mehr als 500 mg pro Tag können Übelkeit, Blähungen oder Durchfall verursachen. Bei der Neigung zu Nierensteinen oder erhöhten Harnsäurewerten (Gicht) sollte Vitamin C nicht längere Zeit in hoher Dosierung eingenommen werden. Dosierungen von mehr als 500 mg mögen zwar unter Laborbedingungen Entzündungen hemmen, jedoch greifen sie auch stark in den Stoffwechsel ein.

Vitamin D

Das Vitamin, das eigentlich kein Vitamin ist, sondern eine Hormonvorstufe, ist deshalb so bedeutend, weil es regulierend auf das Immunsystem wirkt, Entzündungen hemmt und bei der Umwandlung von T4 zu T3 gebraucht wird. Bei einem nachgewiesenen Mangel sollte Vitamin D auf jeden Fall zugeführt werden. Fast alle Menschen mit Autoimmunprozessen profitieren von einer Vitamin-D-Zufuhr. Weitere Krankheiten, die mit einem Vitamin-D-Mangel in Verbindung gebracht werden, sind beispiels-

> Akute Schübe gehen oftmals mit niedrigen Vitamin-D-Spiegeln einher.

weise Herz- und Krebserkrankungen, Diabetes und depressive Zustände. Und auch die Knochengesundheit (Einlagerung von Kalzium in die Knochen) wird durch Vitamin D beeinflusst.

Wie Sie den Mangel beheben

Vitamin D gibt es völlig kostenlos. Sie brauchen sich nur häufiger an der frischen Luft aufhalten, je nach Hauttyp die Sonnencreme zwischen 15 und 30 Minuten weglassen und Gesicht und Unterarme unbedeckt lassen. Denn mithilfe von Sonnenlicht – genauer gesagt UVB-Strahlung – können wir in Mitteleuropa von April bis Ende September ausreichend Vitamin D bilden.

Die Strahlung wird zunächst über die Haut aufgenommen, in der Leber umgewandelt und in den Nieren in die aktive Form (1,25-(OH)-Vitamin D3) gebracht. So funktioniert der Vitamin-D-Stoffwechsel bei Gesunden. Wie bei jedem Hormon gibt es auch bei Vitamin D Rezeptoren, die nach dem Schlüssel-Schloss-Prinzip das Hormon in die Zelle schleusen und es aktivieren. Leider ist es wohl so, dass gerade Menschen mit einer Hashimoto-Thyreoiditis häufiger eine Fehlfunktion der Vitamin-D-Rezeptoren haben. Damit wird es schwierig, Vitamin D an den Zielort zu bringen. In einigen Fällen bringt die Kombination mit Vitamin A eine Verbesserung, jedoch darf die Supplementierung mit fettlöslichen Vitaminen keinesfalls überdosiert werden, da es sonst zu nachteiligen Effekten kommen kann.

Der Vollständigkeit halber sei erwähnt, dass Vitamin D auch in fetten Fischen (Hering, Makrele, Ölsardine, Lachs), Milchprodukten, Eiern, Pilzen oder Lebertran vorkommt, sich jedoch durch deren regelmäßigen Verzehr keine zu niedrigen Vitamin-D-Spiegel anheben, allenfalls konstant bleiben lassen.

Die Erhebung des Vitamin-D-Spiegels (25-OH-D-Spiegel) ist bei Hashimoto-Betroffenen obligat. Ich lasse mich auch nicht mehr von braungebrannter Haut täuschen. Der zweiwöchige Urlaub auf einer Sonneninsel reicht nicht aus, um einen niedrigen Vitamin-D-Spiegel ausreichend anzuheben. Ein guter Vitamin-D-Status liegt zwischen 80 und 160 nmol/l bzw. 32 und 64 ng/ml.

Was die Dosierung anbelangt, so gehen die Expertenmeinungen weit auseinander. Während die Deutsche Gesellschaft für Ernährung (DGE) einem Erwachsenen lediglich 800 I.E. pro Tag zugestehen will, setzen andere auf bis zu 4000 I.E. pro Tag. Wenn man bedenkt, dass der Körper an einem Sonnentag bis zu 10.000 I.E. produzieren kann, gibt die Empfehlung der DGE zu denken. Um einen niedrigen Spiegel anzuheben, reichen 1000 I.E. bei einem Erwachsenen mit einem Körpergewicht von 75 Kilo nicht aus. Zwischen 2000 und 4000 I.E. täglich sollten es sein. Die Einnahme sollte für einen Zeitraum täglich erfolgen.

Angesichts der Tatsache, dass die Einheiten verschiedenster Präparate zwischen 500 I.E. (Einnahme täglich) und 20.000 I.E. (Einnahme einmal pro Woche) schwanken, stellt sich die Frage nach dem richtigen Präparat. Grundsätzlich würde ich zu einem Präparat mit Trägeröl (Sonnenblumenöl) greifen, denn Vitamin D ist ein fettlösliches Vitamin. Tropfen haben den Vorteil, dass sie sich individuell dosieren lassen.

Bitte beachten

Einige Hersteller bieten Präparate mit einem Vitamin-K2-Zusatz an. Die sind in den meisten Fällen sinnvoll, da somit Kalzium besser in die Knochen eingebaut wird. Die Kombipräparate sind jedoch nicht geeignet für Menschen, die Blutverdünner einnehmen, denn durch K2 kommt es zu einer Verzögerung der Blutgerinnung. Grenzwertig und damit überdosiert kann es bei Dosierungen von mehr als 10.000 I.E. täglich werden, und selbst die relativ häufig verordneten 20.000 I.E. (Einnahme einmal pro Woche) bereiten vielen Menschen eine Reihe von Nebenwirkungen, darunter am häufigsten Muskelschmerzen.

Empfehlenswerte Präparatebeispiele sind Debora® plus K2 von Köhler, Liposomales Vitamin D3+K2 von Greenleaves oder Vitamin D3 liquid von Pure Encapsulations®. Wichtig zu wissen: Bei Menschen mit Autoimmunerkrankungen wird häufiger eine Vitamin-D-Resistenz festgestellt. Das bedeutet, dass trotz Vitamin-D-Gaben in ausreichender Dosierung kaum etwas in den Zellen ankommt. In diesem Fall sollte ein Therapeut weitere Vitalstoffe erfassen, damit diese bei Mangel substituiert werden können und sich damit die Stoffwechsellage verbessert.

Magnesium

Fehlt Ihrem Körper das lebenswichtige Magnesium, lässt sich das an vielen Symptomen ablesen. Muskelschmerzen, Krämpfe und Zuckungen sind die klassischen Symptome, die auf einen Magnesiummangel hinweisen können. Von einem Magnesiummangel sind nicht nur Menschen mit Schilddrüsenerkrankungen betroffen. Mangelzustände kommen bei bis zu 80 Prozent aller Menschen in Europa vor, die Hälfte davon ist sogar von schweren Mängeln betroffen. Die veränderte Zusammensetzung der Böden und Monokulturen in der Landwirtschaft bewirkt generell eine geringe Nährstoffdichte wichtiger Spurenelemente.

> Magnesium ist das Powermineral für den Energiestoffwechsel.

Wenngleich Magnesium an mehreren hundert enzymatischen Vorgängen beteiligt ist, hat der Mineralstoff doch eine zentrale Rolle im Energiestoffwechsel. Auch die Wirkung des lebenswichtigen Vitamins D ist abhängig von Magnesium, weshalb Sie bei einer Vitamin-D-Resistenz auch an Magnesium denken sollten. In der Praxis sehe ich häufiger Resistenzen bei einigen Vitalstoffen. Das bedeutet, dass Substanzen zwar zugeführt wurden, sich aber die Speicher nicht auffüllen. Ursache sind meist fehlende Cofaktoren, die die physiologischen Umwandlungsprozesse verhindern.

Magnesium bessert auch eine bereits länger bestehende Schilddrüsenunterfunktion, denn es ist Bestandteil der Umwandlungsfaktoren von T4 zu T3. Bei Muskelschwäche und Muskelschmerzen oder einem erneuten Entzündungsschub bedenken Sie immer, ob es an fehlendem Magnesium liegen könnte.

Bei überwiegend intrazellulär gespeicherten Mineralstoffen wie Magnesium macht die Bestimmung des Magnesiums im Blut nicht zwingend Sinn. Denn die Magnesiummangelsymptome zeigen sich in der Regel schon vor den erniedrigten Blutwerten. Erst wenn die Magnesiumspeicher in den Knochen weitgehend geleert sind, kommt es zu auffälligen Werten im Labor. Die Ergebnisse aus dem Vollblut liefern nochmals bessere Aussagen als die Bestimmung im Serum, da dort nur etwa 0,3 Prozent des Magnesiums vorhanden sind. Der tägliche Bedarf an Magnesium liegt bei gesunden Erwachsenen zwischen 300 und 400 mg, Hashimoto-Patienten brauchen oft mehr.

Wie Sie den Mangel beheben

Magnesium kommt in vielen Lebensmitteln vor. Wichtige Magnesiumlieferanten sind z. B. Kürbis- und Sonnenblumenkerne, Leinsamen und Weizenkleie, aber auch Hülsenfrüchte, Nüsse und grünes Blattgemüse. Die gute Nachricht: Auch Kakao oder Schokolade mit einem hohen Kakaoanteil liefern jede Menge Magnesium. Bauen Sie also diese Lebensmittel bei Magnesiummangel ab und zu mit in den Speiseplan ein. Grundsätzlich gilt: Je natürlicher das Lebensmittel ist, desto höher ist der Mineralstoffgehalt. Durch die industrielle Verarbeitung oder den Kochvorgang geht beispielsweise ein großer Prozentsatz dieses lebenswichtigen Mineralstoffs verloren.

Magnesiumpräparate gibt es als anorganische und organische Verbindungen. Preislich günstig, aber weniger gut bioverfügbar sind die anorganischen Verbindungen Magnesiumcarbonat, Magnesiumoxid oder Magnesiumsulfat. Sie werden häufig in Form von Brausetabletten angeboten. Viele dieser günstigen Produkte enthalten überflüssige Füllstoffe und Zuckeraustauschstoffe. Organisch gebundene Magnesiumverbindungen wie Magnesiumcitrat, Magnesiumaspartat, Magnesiumgluconat können vom Körper viel besser verstoffwechselt werden. Am hochwertigsten sind Präparate, die verschiedene organische Salze enthalten, z. B. magnesium-Loges®.

Vielleicht finden Sie unter den zahlreichen Magnesiumpräparaten auch eines mit der Bezeichnung „transdermales Magnesium“. Meist sind das gelartige Substanzen, die direkt auf die Haut aufgebracht werden. Sie eignen sich gut für Schmerzzustände, die unter der Haut stattfinden, sind jedoch weniger gut zum Auffüllen eines zu niedrigen Magnesiumspiegels geeignet.

Sollten sich trotz regelmäßiger Magnesiumgaben nicht der gewünschte Erfolg einstellen und beispielsweise Muskelschmerzen anhalten, kann auch hier eine Verwertungsstörung vorliegen. Das Schüßler-Salz Nr. 7 Magnesium phosphoricum als „heiße Sieben“ zubereitet kann hier gute Dienste tun. Lösen Sie zehn Tabletten in heißem Wasser auf und trinken Sie die Lösung langsam und in kleinen Schlucken.

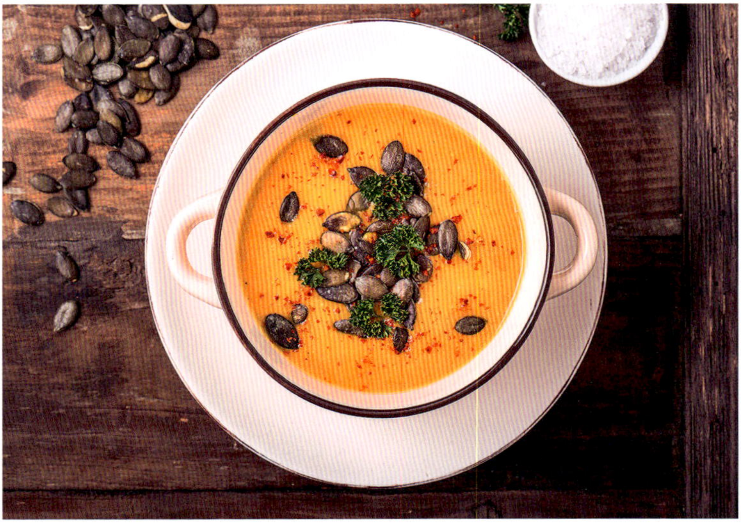

Kürbiskerne sind wichtige Magnesiumlieferanten.

Was bedeutet Bioverfügbarkeit?

Nicht alle zugeführten Wirkstoffe können gleich gut verstoffwechselt werden. Es gibt sogar einige wenige, die unverdaut wieder über den Darm ausgeschieden werden.

Mit dem Begriff Bioverfügbarkeit ist der prozentuale Anteil eines Arzneimittels oder Vitalstoffs gemeint, der unverändert in die Blutbahn gelangt und an einem vorbestimmten Wirkort (z. B. den Muskeln oder Nerven) verfügbar ist. Bei Arzneimitteln oder Vitalstoffen ist grundsätzlich eine hohe Bioverfügbarkeit gewünscht. Die Bioverfügbarkeit oral zugeführter Stoffe ist beispielsweise abhängig von der Zusammensetzung der zugeführten Stoffe, der Funktion der Leber, der Nieren oder des Darms.

Bitte beachten

Eine Überdosierung mit Magnesium macht sich mit weichen Stühlen oder Durchfall bemerkbar. Denn es gibt im Dünndarm Magnesium-Transporter, die bei Sättigung nicht mehr Magnesium aufnehmen. In der Folge bleibt das Magnesium im Darm, durch Osmose strömt Wasser in den Darm ein und wird über den Stuhl wieder ausgeschieden. Zu viel an Magnesium wird bei Gesunden auch über die Nieren wieder ausgeschieden. Wenn Sie unter einer Nierenfunktionsstörung leiden, sollten Sie vorsichtig sein mit der Selbstbehandlung mit Magnesium.

Magnesium ist ein Mineralstoff aus der Gruppe der Metalle. Grundsätzlich sollten Metalle zeitlich versetzt voneinander eingenommen werden. Substituieren Sie also auch noch Zink oder Eisenpräparate, dann sollten Sie diese im Abstand von einer Stunde einnehmen. Dies gilt auch für die Einnahme von Schilddrüsenmedikamenten, die mit einem zweistündigen Abstand eingenommen werden sollten.

Omega-3-Fettsäuren

Die gesunden Omega-3-Fettsäuren sind stark entzündungshemmend.

Omega-3-Fettsäuren sind sehr gesunde Fettverbindungen, lebensnotwendig für uns Menschen und können zudem nicht von uns selbst hergestellt werden. Vor allem kommen sie in fetten Fischen, Fleisch von Wildtieren und zum Teil auch in Pflanzenölen vor. Die Alpha-Linolensäure (ALA) und deren Abkömmlinge Eicosapentaensäure (EPA) und Docosahexaensäure (DHA) sind die wichtigsten langkettigen Omega-3-Fette. Ihr Potenzial ist es, Entzündungen zu hemmen. Damit bessern sich Schmerzen, Rötungen, Schwellungen und erhöhte Temperatur im Entzündungsgebiet. Zudem verbessern die ungesättigten Fettsäuren die Fließeigenschaften des Blutes und unterstützen die Gehirnfunktion. Für das Immunsystem sind sie gleich mehrfach wichtig, denn sie spielen eine Rolle bei der körpereigenen Eiweißbildung (Immunzellen bestehen zum Großteil aus Eiweiß) und wirken direkt auf die großen Abwehrzellen, die zur Auflösung von Entzündungsreaktionen beitragen.

Ein einfacher Bluttest gibt Auskunft über die EPA- und DHA-Versorgung. Die gesetzlichen Krankenkassen übernehmen diesen Test in der Regel nicht, die privaten Krankenkassen sind meist kulanter. Mittlerweile gibt es auch Testkits, die Sie im Internet (z. B. von cerascreen®) bestellen können. Die Preise solcher Untersuchungen schwanken zwischen 60 und 80 Euro. Ein gutes Verhältnis zwischen Omega 6 und Omega 3 liegt bei fünf zu eins. Die meisten Menschen haben zu viel an entzündungsfördernden Omega-6-Fettsäuren. Anthropologen haben herausgefunden, dass unsere steinzeitlichen Vorfahren viel mehr an Omega-3-Fetten verzehrt haben. Sie waren Fleisch- und Fischesser. Das Fleisch wild lebender Tiere enthält deutlich mehr Omega-3-Fette als die heutigen Masttiere, weshalb Sie beim Fleischverzehr alte Haustierrassen und Wildtiere (Hirsch, Reh, Hase, Kaninchen) bevorzugen sollten.

Wie Sie den Mangel beheben

Die therapeutisch wirksame Dosis beginnt bei 1 g täglich und kann bis auf eine Tagesdosis von 5 g gesteigert werden. Es muss also geklotzt und nicht gekleckert werden, um einen spürbaren Effekt zu erzielen. Nebenwirkungen durch die Einnahme von Omega-3-Fettsäuren sind nicht bekannt. Jedoch ist die Qualität des Fischöls von Bedeutung, denn durch die zunehmende Schadstoffbelastung der Meere sind Produkte mit Rückständen im Umlauf.

Die Alternative zu Kapseln ist ein regelmäßiger Genuss von fettem Seefisch (Schellfisch, Hering, Thunfisch, Makrele, Lachs, Sardine), der am besten aus Wildfang stammen sollte. Qualitativ hochwertiger Fisch ist nicht leicht zu bekommen, der Preis ist relativ hoch, und ein solches Fischgericht müsste für eine ausreichende Versorgung dreimal wöchentlich auf dem Tisch stehen. Auch hier besteht die Gefahr der Schwermetallbelastung und anderer Schadstoffe.

Der Jodgehalt der Fische hat in der Regel keinen Einfluss auf das Fortschreiten der Erkrankung. Meine Produktempfehlung: EPA/DHA von Pure Encapsulations®. Für Vegetarier und Veganer können Pflanzenöle, z. B. Hanföl, Leinöl oder Walnussöl, eine Alternative sein. Jedoch ist die Zusammensetzung der Fettsäuren etwas ungünstiger als bei Fisch, weshalb die Pflanzenöle nur bedingt geeignet sind. Sie wirken auf anderen Wegen als EPA und DHA, sind aber nicht ineffektiv, wie es manchmal behauptet wird.

Omega-3-Kapseln haben normalerweise keine Nebenwirkungen. In seltenen Fällen wird von Magen-Darm-Problemen oder Unwohlsein berichtet, das häufigste Problem besteht jedoch darin, dass sich ein fischiger Geschmack oder Mundgeruch einstellen kann.

L-Tyrosin

Die Schilddrüsenhormone T3 und T4 werden aus dem Spurenelement Jod und der Aminosäure L-Tyrosin gebildet. Ein Tyrosin-Mangel führt demnach ebenso wie ein Jodmangel zu einer eingeschränkten Schilddrüsenleistung und infolgedessen zu einer verminderten Stoffwechselrate. Die nicht-essenzielle Aminosäure ist zudem ein Neurotransmitterbaustein für Dopamin, Adrenalin und Noradrenalin. Ein Mangel bewirkt Stimmungseintrübungen, Abgeschlagenheit und Erschöpfung, zudem wirkt Tyrosin auf das Gedächtnis, die Konzentration und die Aufmerksamkeit. Des Weiteren wird Tyrosin für die Bildung des Hautbräunungspigments Melanin benötigt. Mangelzustände von Tyrosin zeigen sich deshalb auch durch die Weißfleckenkrankheit.

Die Einnahme von Tyrosin sollte nur bei Bedarf erfolgen.

Die Einnahme von Tyrosin ist jedoch umstritten. Die Aminosäure gehört zu den Substanzen, die der Körper selbst herstellen kann, und sollte nur dann eingenommen werden, wenn ein Defizit besteht. Dieser kann über den 24-Stunden-Sammelurin oder im Blut gemessen werden.

Wie Sie den Mangel beheben

Tyrosin kann mit der Nahrung aufgenommen oder vom Körper selbst gebildet werden. Tyrosindefizite können vor allem bei einer proteinarmen Ernährung auftreten oder bei einer vermehrten Stressbelastung. Tyrosin kommt in eiweißhaltigen Lebensmitteln vor. Eier, Fisch, Fleisch sowie Milch- und Milchprodukte sind gute Lieferanten. Auch Hülsenfrüchte wie Soja, Linsen sowie Samen und Kerne sind tyrosinreich.

Reicht die Zufuhr über die Ernährung nicht aus, können Sie zu einem Präparat greifen, z. B. L-Tyrosin von Pure Encapsulations® oder L-Tyrosin von Supplementa. Nehmen Sie es als Kapsel zwischen den Mahlzeiten, Tagesdosis bis 500 mg, je nach Mangel auch höher. Wenden Sie es nicht an bei einer Schilddrüsenüberfunktion oder bei der Einnahme von MAO-Hemmern.

B-Vitamine

B-Vitamine sind die Motoren des Stoffwechsels.

Bei den B-Vitaminen handelt sich um einen Komplex, bestehend aus acht Vitaminen von B_1 bis B_{12}. Ohne B-Vitamine läuft nichts. Sie sorgen für eine optimale Verwertung von Nährstoffen, den Aufbau und die Regeneration von Nervenzellen, haben einen positiven Einfluss auf das Immunsystem, unterstützen die Umwandlung von Glukose zu ATP (Adenosintriphosphat, ein universeller Energieträger) und sind Vorstufen einiger Coenzyme, da sie an vielen Prozessen zum Aufbau körpereigener Proteine, Fette und Kohlenhydrate beteiligt sind.

Müdigkeit, Energie- und Antriebslosigkeit, Störungen im Schlaf-wach-Rhythmus, Gereiztheit, depressive Verstimmungen, Konzentrationsschwierigkeiten und eine Störung im Energiestoffwechsel können auf einen Mangel an B-Vitaminen hindeuten. Kribbeln und Kältegefühl an Händen und Füßen sind ein Hinweis auf einen Vitamin-B_{12}-Mangel. Für Menschen mit Hashimoto ist der Vitamin-B-Komplex unerlässlich, vor allem dann,

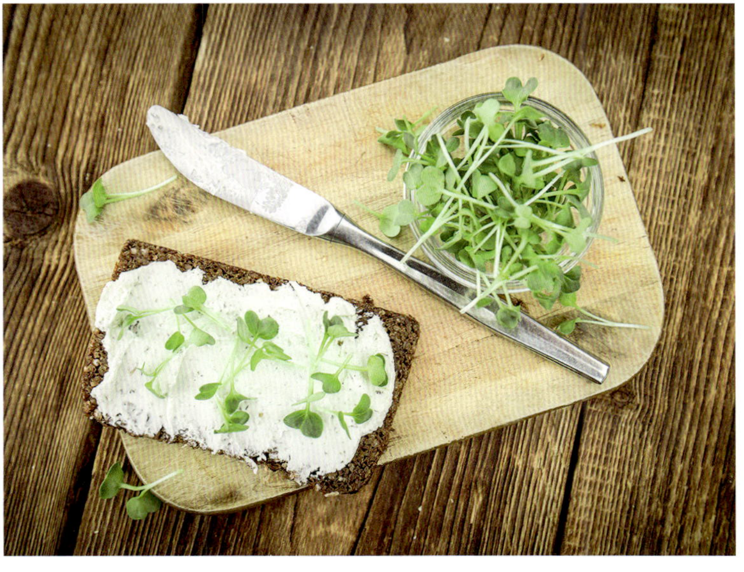

Vollkornprodukte sind reich an B-Vitaminen.

wenn auch noch eine autoimmunbedingte Magenschleimhautentzündung (Gastritis) vorliegt. Das führt früher oder später zu einem Vitamin-B_{12}-Mangel.

Wie Sie den Mangel beheben

B-Vitamine kommen in pflanzlichen und tierischen Lebensmitteln vor. Vollkornprodukte, Bierhefe, Naturreis und auch Tierleber (die sowohl aus ethischen Gründen als auch wegen der häufigen Belastung mit Schadstoffen heute kaum noch gegessen wird) sind natürliche Vitamin-B-Quellen. Nur Vitamin B_{12} kommt ausschließlich in Lebensmitteln tierischer Herkunft vor (Fleisch, Innereien, Eier, Milch, Fisch). Auch eine gesunde Darmflora produziert kleine Mengen an Vitamin B_{12}.

Die Diagnostik der einzelnen B-Vitamine ist relativ kostspielig und wird nicht immer von den Krankenkassen übernommen. Private Krankenkassen übernehmen die Laborkosten bei gegebener Indikation. Da die einzelnen B-Vitamine immer synergetisch wirken, ohnehin wasserlöslich sind und Überdosierungen bei einer Einnahme nach den Empfehlungen der Packungsbeilage praktisch nicht vorkommen, empfehle ich für die Selbstanwendung einen Vitamin-B-Komplex, z. B. vitamin B Loges® komplett. Die Einnahme sollte am Morgen erfolgen, da die Vitamine den Stoffwechsel aktivieren. Eine Gelbfärbung des Urins ist unbedenklich und wird durch Riboflavin (B2) verursacht.

Jod

Kommen wir nun zu dem umstrittensten Spurenelement bei einer Hashimoto-Erkrankung: Jod. Gleich vorweg: Ob Jod für Sie gefährlich oder nützlich ist, hängt von Ihrem individuellen Bedarf und der Versorgung mit weiteren Spurenelementen ab. Eine pauschale Empfehlung gibt es nicht.

Jod gehört zu den essenziellen Spurenelementen, also zu den lebensnotwendigen Substanzen. Es ist wichtig für die Bildung von Schilddrüsenhormonen. Ergo: Wenn Sie kein Jod zuführen, können keine Schilddrüsenhormone gebildet werden. Jodid (das Ion, enthalten in Jodtabletten oder Jodsalz) wird über die Nahrung aufgenommen, das Enzym TPO (siehe Seite 53) wandelt Jodid in das aktive Jod um. Jod kurbelt die Energiebildung in den Mitochondrien an, hilft dem Körper dabei, Halogene und Schwermetalle auszuleiten, und ist zudem keimtötend. Beispielsweise kann es virale Infekte wie das Epstein-Barr-Virus in Schach halten.

Jodmangelzustände drücken sich vielfältig aus: Verhärtungen oder Vergrößerungen der Schilddrüse, eine Untertemperatur des Körpers (unter 36,5 °C morgens rektal gemessen), erhöhter TSH-Wert, erniedrigtes fT4, der Körper etwas geschwollen, die Haut teigig, der Körperbau gedrungen bis übergewichtig.

Während einige Therapeuten davor warnen, schon kleinste Mengen an Jod einzunehmen, da das ihrer Meinung nach eine Hashimoto-Erkrankung vorantreiben soll, halten andere Gaben von bis zu 200 µg pro Tag unbedenklich. Die Kritik kommt unter anderem daher, da Jodgaben den TSH-Wert ansteigen lassen. Ein hoher TSH-Wert ist nicht immer Zeichen einer „müden" Schilddrüse, der Wert steigt auch an, wenn sich neue Natrium-Jodid-Symporter bilden. Diese Proteine werden gebraucht, um Jod in die Zelle zu schleusen.

Bei Jod ist die Dosis das Gift: zu wenig bewirkt einen Kropf, zu viel eine Schilddrüsenentzündung.

Insgesamt findet gerade ein Paradigmenwechsel statt. Viele Experten äußern sich zum Thema Jod vorsichtiger als noch vor Jahren. Lediglich größere Gaben an Jod, beispielsweise in Form von Jodidtabletten, Röntgenkontrastmitteln oder der Einnahme einer Lugolschen Lösung, können die Hashimoto-Thyreoiditis verstärken.

Jodierung – sinnvoll oder nicht?

Deutschland war lange Zeit Jodmangelgebiet. Noch bis ins 20. Jahrhundert hinein gab es Menschen, die aufgrund einer Jodmangelversorgung stark entwicklungsverzögert waren. Die Gabe von Jod konnte in diesem Fall wahre Wunder bewirken. Die Weltgesundheitsorganisation WHO empfahl schließlich, das Speisesalz in Jodmangelländern mit Jod anzureichern. Das sorgt nach wie vor für heftige Diskussionen unter Experten. Einige machen die Jodierung der Lebensmittel für die steigende Zahl der Hashimoto-Patienten verantwortlich. Das bei dem Umwandlungsprozess von Jodid in Jod entstehende Wasserstoffperoxid ist eine reaktive Sauerstoffart, die zu einer Schädigung und zum Absterben von Schilddrüsenzellen führt. Ein gesunder Körper kann jedoch Wasserstoffperoxid neutralisieren, beispielsweise mithilfe des Spurenelements Selen. Die berichteten Beschwerden nach Jodgaben sind also eine Verwertungsstörung aufgrund fehlender anderer Elemente. Deshalb kann jodiertes Speisesalz für einige Menschen mit Hashimoto schon zu viel sein.

Wenn Sie zu den jodempfindlichen Menschen gehören, sollten Sie zunächst auch Meeresfrüchte, Spirulina, Kelp-Algen sowie Milch und Eier meiden, wenn die Tiere mit Jod gefüttert wurden. Das gilt auch für stoffwechselanregende Diäten: Die Rezepte enthalten oft hohe Jodmengen.

Wie Sie den Mangel beheben

Jodgaben müssen vorsichtig eingeschlichen werden. Besonders dann, wenn die Hashimoto-Thyreoiditis zum Abheilen kommt bzw. keine Antikörper mehr nachweisbar sind, sind kleinere Jodgaben meist nützlich. Um die Verträglichkeit zu testen, beginne ich mit dem Schüßler-Salz Nr. 15 Kalium jodatum D6, Einnahme in der ersten Woche eine Tablette täglich. Kommt es unter der Therapie zu Entzündungen in der Schilddrüse oder zu Zeichen einer Überfunktion (Schlafstörungen, Durchfall, erhöhter Puls,

Herzrasen), gehören Sie vermutlich zu den jodempfindlichen Menschen und sollten die Therapie jetzt abbrechen. Alle anderen können die Jodgaben bis zur individuellen Verträglichkeit jetzt steigern: zunächst mit einer Tablette täglich, dann mit zwei Tabletten Kaliumjodid D6, dann auf drei Tabletten täglich steigern. Wer noch Jodbedarf hat, kann mit der Einnahme von Kelp-Algen fortfahren. Diese natürliche Jodquelle stammt aus Braunalgen; das Präparat sollte schadstoffgeprüft sein.

Bitte beachten

Die meisten Menschen vertragen höhere Jodgaben, als sie von der WHO (Empfehlung für Erwachsene derzeit: 200 µg pro Tag) gegeben werden, jedoch nicht derart hohe Jodgaben, wie sie derzeit von einigen amerikanischen Publizisten (die Dosierungsempfehlungen gehen bis in den Grammbereich) empfohlen werden.

Zu jedem Zeitpunkt der Einnahme sollten Sie selbstkritisch beobachten, ob Ihnen das Präparat Vorteile bringt. Die Höchstdosis ist dann erreicht, wenn Unruhe, Schlafstörungen, Herzklopfen und weitere Symptome einer Überfunktion oder auch Entzündungszeichen auftreten. Bitte beachten Sie bei der Einnahme von Jod, dass Sie weitere Vitalstoffe wie Selen brauchen, damit Sie keine Zerstörung der Schilddrüse verursachen.

Meiden Sie bei Jodempfindlichkeit jodhaltige Medikamente wie Amiodaron, jodhaltige Desinfektionsmittel (Betaisadona®, Lugolsche Lösung) und jodhaltige Nahrungsergänzungsmittel (Algen, insbesondere Kelp-Algen). Ganz empfindliche Hashimoto-Betroffene reagieren sogar auf die jodreiche Arznei L-Thyroxin mit Symptomen und werden unruhig, schlafen schlecht oder erleben gar Panikattacken.

Homöopathische Mittel

Homöopathika können bei einer manifesten Schilddrüsenunterfunktion eine sinnvolle Ergänzung zu Nahrungsergänzungsmitteln oder auch schulmedizinischen Präparaten sein. Ich sehe ihr Potenzial vor allem darin, bei einem manifesten Hashimoto eine Feinjustierung bei den schulmedizinisch verordneten Präparaten zu erzielen und für ein persönliches Wohlbefinden zu sorgen. L-Thyroxin wird beispielsweise meist in 25-µg-Schritten angeboten. Es sind also Präparate mit 25, 50, 75 (einige Hersteller bieten auch 88 µg) oder 100 µg usw. erhältlich.

Vielleicht fühlen Sie sich jedoch gerade mit 60 µg Thyroxin pudelwohl. Diese Dosierung gibt es im Handel nicht. Mit niedrig potenzierten homöopathischen Mitteln können Sie jedoch ein Präparat mit 50 µg in der Funktion verbessern und in geringen Mengen auch etwas Schilddrüsenhormone zuführen. Im Anfangsstadium oder bei einer abheilenden Hashimoto-Thyreoiditis können die kleinen Hormonmengen möglicherweise auch reichen, um Sie in den Wohlfühlbereich zu bringen. Übrigens: Einige klassische Homöopathen verordnen bei einer Hashimoto-Erkrankung Konstitutionsmittel, um die Selbstheilungskräfte des Körpers zu aktivieren. Dieses umfangreiche Thema würde jedoch den Rahmen dieses Ratgebers sprengen.

Hormonglobuli werden von guten Anbietern in Handarbeit hergestellt und handpotenziert. Als Rohstoff wird Glandula thyreoidea (Schilddrüse) verwendet, vor der Verarbeitung auf Reinheit und Identität geprüft und gemäß dem homöopathischen Arzneibuch zu bioidentischem Hormon verarbeitet. Die Mittel werden in Tiefpotenzen hergestellt. D4 bedeutet beispielsweise, dass es sich um eine Verdünnung im Verhältnis eins zu zehn handelt, das viermal im gleichen Verhältnis verdünnt wurde.

Die Anwendung sollte morgens erfolgen. Nüchtern drei bis fünf Globuli unter der Zunge zergehen lassen, bei Bedarf die Anwendung mittags wiederholen. Die Globuli haben eine Wirkung auf den gesamten Organismus, beispielsweise auf Muskeln, Nerven oder das Herz, und sie steigern etwas den Grundumsatz. T4 Globuli in der Potenz D4 sowie T3 Globuli in der Potenz D4 erhalten Sie in Onlineshops von Apotheken (Empfehlungen finden Sie im Anhang). Sie unterliegen nicht der Verschreibungspflicht, sind jedoch Arzneimittel und können deshalb nur in Apotheken bestellt werden.

Bei Thyreoidinum handelt es sich um ein Organpräparat, einen homöopathisch hergestellten natürlichen Schilddrüsenextrakt. Meist wird das Präparat aus Schaf- oder Kalbsschilddrüse gewonnen. Es enthält also mehrere Hormone, darunter auch T3 und T4. Bei einer Unterfunktion der Schilddrüse sollten Sie die Potenz D4 wählen, in der Phase der Überfunktion höhere Potenzen (D12 und höher).

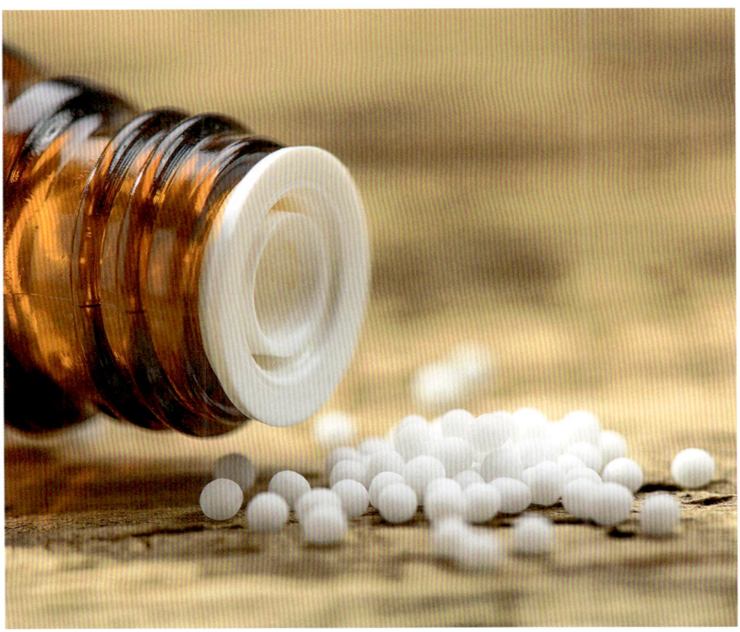

Homöopathika können eine sinnvolle Ergänzung zu Nahrungsergänzungsmitteln oder schulmedizinischen Präparaten sein.

Entgiften und ausleiten

Bei chronischen Krankheiten sind Entgiftungskuren fast immer sinnvoll. Bei einer Hashimoto-Erkrankung können Sie fast immer von einer Giftbelastung ausgehen. Schwermetalle, Medikamentenrückstände, Toxine aus Nahrung und Umwelt, Flammschutzmittel und weitere Stoffe sind Gifte, die wir zum Teil leider nicht vermeiden können. Die Summe dieser Giftstoffe wird als toxische Gesamtbelastung bezeichnet. Rätselhafte Symptome wie ständige Müdigkeit, Erschöpfung, Konzentrationsschwierigkeiten oder nicht therapierbares Übergewicht kommen als Anzeichen einer Schilddrüsenunterfunktion infrage, deren Ursache eben unter anderem Gifte sein können.

Sind die Organe mit übermäßig vielen Schadstoffen belastet, zeigen sie das auch.

Sind die Organe mit übermäßig vielen Schadstoffen belastet, zeigen sie das auch. Beispielsweise reagiert die Haut mit viel Schweiß oder unangenehmem Körpergeruch, Hautunreinheiten wie Pickeln und Ekzemen. Der Urin wird dunkler und riecht möglicherweise unangenehm, der Darm reagiert mit Gasbildung, breiigem Stuhl, Durchfall oder Verstopfung, und in den Atemwegen (Nebenhöhlen, Lunge) wird vermehrt Sekret gebildet, das entweder aus der Nase fließt oder abgehustet wird. Unterstützen Sie daher alle Ausleitungsorgane, also neben Darm und Leber auch Lunge, Nieren, Lymphe und Haut, um schädliche Ablagerungen, die das Immunsystem belasten und durcheinanderbringen, loszuwerden. Auch Fasten ist eine sehr gute Entgiftungsmöglichkeit, es kann jedoch eine bereits bestehende Nierenerschöpfung verschlimmern.

Richtig entgiften

Wichtigster Grundsatz bei einer Entgiftung: Entgiften Sie nur dann selbst, wenn die Ausscheidungsorgane Leber, Nieren oder Lymphe gut funktionieren. Denn es geht nicht darum, den Müll aufzuwirbeln, sondern ihn hinauszutransportieren.
Entgiftungskuren sind nicht sinnvoll in der Schwangerschaft und generell bei sehr betagten Menschen oder bei schweren Begleiterkrankungen (hier vor allem Funktionsstörungen der Leber, Nieren und Nebennieren).

Die Leber stärken

Um dieses wichtige Stoffwechselorgan zu entlasten, gibt es wirkungsvolle natürliche Mittel. Die Leber ist nicht nur für Energie und Leistungsfähigkeit zuständig, sie baut auch Steroidhormone ab, bildet Galle, damit die Fettverdauung funktioniert, speichert Glukose und ist auch unerlässlich für die ordnungsgemäße Umwandlung von T4 zu T3. Vor allem aber ist sie für die Abfallentsorgung zuständig. Über die Pfortader hat sie eine direkte Verbindung zum Darm und kümmert sich vor allem um die Entsorgung der fettlöslichen Toxine, mit denen wir in Berührung kommen.

Leberwickel

Ein praktisch kostenloses Mittel ist der Leberwickel. Die Leber liebt Wärme. Steigt die Temperatur in der Leber an, wird sie besser durchblutet und kann so effektiver entgiften. Sie benötigten lediglich ein feuchtes Geschirrtuch, ein trockenes Handtuch und eine gut gewärmte bis heiße Wärmflasche. Wickeln Sie die warme Wärmflasche in das Geschirrtuch, legen Sie das warme Paket rechts unter den Rippenbogen auf das Leberareal und decken Sie es mit dem trockenen Handtuch ab. Entspannen Sie so eine halbe Stunde gut zugedeckt auf dem Sofa. Eine günstige Zeit ist der frühe Nachmittag gegen 14 Uhr oder der frühe Abend.

Bitterstoffe

Bitterstoffe entfalten ihre Wirkung ganzheitlich, indem sie die Verdauungsorgane, die Psyche und das Immunsystem stärken.

Sie entfalten ihre Wirkung ganzheitlich, indem sie die Verdauungsorgane, die Psyche und das Immunsystem stärken sowie einer Übersäuerung entgegenwirken. Aus der großen Anzahl der Bitterstoffe habe ich Kurkuma und Löwenzahn gewählt. Wenn Sie es noch bitterer mögen, können Sie mit Zubereitungen aus der Schafgarbe oder dem stark bitteren Tausendgüldenkraut arbeiten. Lediglich bei einem Verschluss der Gallenwege sollten Sie keine Bitterstoffe anwenden.

Kurkuma

Vielleicht kennen Sie Kurkuma als Gewürz für asiatische Speisen. Das Pulver der Gelbwurz enthält das scharfe und bittere Curcumin und ätherische Öle. Diese verbessern die Funktion von Leber und Galle und damit die Entgiftungsfunktion. Ferner werden fettreiche Mahlzeiten leichter verdaut, Völlegefühl, Blähungen, Oberbauchbeschwerden und Reizdarmsymptome bessern sich. Kurkuma ist schlecht wasserlöslich, weshalb Kurkumazubereitungen immer einen Fettanteil haben sollten. Die sogenannte goldene Milch ist eine milde Zubereitung, um die Leber in Schwung zu bringen.

Weitaus effektiver noch in der Wirkung ist Kurkuma, das mit der neuen Mizellentechnologie aufbereitet wurde und in Kapselform angeboten wird, z. B. curcumin-Loges®, Anwendung morgens und abends eine Kapsel über mehrere Wochen.

Goldene Milch

- 1 TL Kurkumapulver (wenn möglich Bioqualität)
- 60 ml Wasser
- je 1 Prise Muskat und Ingwer
- 1 TL Honig
- ½ TL Zimt
- 1 TL Kokosöl
- 350 ml Milch oder Pflanzenmilch

Das Kurkumapulver mit dem Wasser in einem kleinen Topf erhitzen. Ingwer und Muskat hinzugeben, alles verrühren und zu einer Paste einkochen. Die Milch in einem weiteren Topf erhitzen und die Paste hinzufügen. Mit Honig, Zimt und Kokosöl abschmecken und warm genießen.

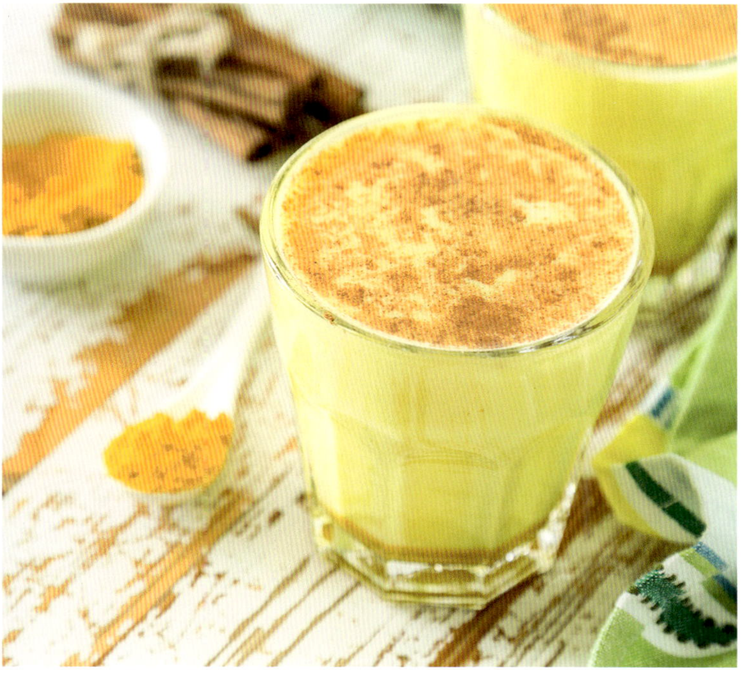

Die goldene Milch ist eine milde Zubereitung, um die Leber in Schwung zu bringen.

Löwenzahn

Die Hauptwirkung dieses heimischen „Unkrauts“ richtet sich auf die Leber, die Gallenblase und den ganzen Stoffwechsel. Durch die Aktivität der Leber werden vermehrt fettlösliche Toxine über den Darm aus dem Körper transportiert, zudem fördert Löwenzahn eine schwache Magensäurebildung, hilft bei der Verdauung von fettreicher Nahrung und wirkt mild laxierend bei Verstopfung (unzureichende Verdauung belastet den bei Hashimoto fast immer geschädigten Darm noch mehr). Löwenzahn hat jedoch auch eine anregende Wirkung auf die Nieren und kann somit dazu beitragen, dass vermehrt wasserlösliche Toxine über den Urin ausgeschieden werden.

Tee zur Aktivierung von Leber und Nieren

2 EL der geschnittenen Blätter und Wurzeln mit ½ l kaltem Wasser ansetzen und kurz aufkochen. Nach 10 Minuten den Ansatz durch ein Teesieb abseihen. Den starken Aufguss mit warmem Wasser auf 1,5 l auffüllen und über den Tag verteilt trinken.

Tinktur aus der Wurzel

1 Teil gut gesäuberte und klein geschnittene Wurzel mit 5 Teilen hochprozentigem Alkohol in ein Glas füllen und zwei Wochen unter täglichem Wenden ausziehen lassen, anschließend filtrieren. Die Tinktur ist stärker als der Tee, daher reichen dreimal täglich 10–15 Tropfen.

Löwenzahnsalat

Löwenzahnblätter schmecken angenehm bitter-aromatisch. Aus den jungen Blättern können Sie einen verdauungsanregenden Salat zubereiten. Schmecken Sie ihn mit Apfelessig, gutem Olivenöl, Salz und Pfeffer ab und verfeinern Sie ihn nach Belieben mit Obststücken.

Die Nieren aktivieren

Auch die Nieren entfernen giftige Stoffe aus dem Körper. Im Gegensatz zur Leber sind dies jedoch die wasserlöslichen Stoffe. Toxische Substanzen kommen nicht nur von außen in den Körper, der Körper selbst bildet sie auch bei Stoffwechselprozessen. Dazu regulieren die Nieren den Wasser- und Elektrolythaushalt und den pH-Wert im Blut, damit es weder zu sauer noch zu alkalisch wird. Nierenanregende Kräuter wie der Löwenzahn (siehe oben), die Brennnessel und weitere naturheilkundliche Maßnahmen wie die Einnahme von Schüßler-Salzen kommen für die Nierenanregung infrage.

Brennnessel

Die wehrhafte Pflanze (Urtica dioica) wächst überall dort, wo Gebäude leer stehen, schließt gern offene Stellen am Bachufer und liebt stickstoffhaltige Böden. Die Nierenpflanze ist ideal, wenn Sie sich müde, verschlackt und übersäuert fühlen, den Körper entgiften und Ihren Eisenspeicher auffüllen möchten. Lediglich bei starker Histaminintoleranz und Wassereinlagerungen aufgrund eingeschränkter Herz- und Nierenfunktion sollten Sie vorsichtig mit Brennnesselanwendungen sein.

Die Brennnessel ist ideal, wenn Sie sich müde fühlen, den Körper entgiften und Ihren Eisenspeicher auffüllen möchten.

Harntreibender Brennnesseltee

3 EL der fein geschnittenen Blätter mit ½ l heißem Wasser übergießen, 5–10 Minuten ziehen lassen. Anschließend durch ein Teesieb abseihen und schluckweise über den Tag verteilt trinken.

Wenn Sie lieber auf ein Fertigprodukt zurückgreifen möchten: Der Schoenenberger® Heilpflanzensaft Brennnessel, 3-mal täglich 15 ml pur oder verdünnt, eignet sich zur Durchspülung der Nieren.

Schüßler-Salze

Bei den Schüßler-Salzen handelte es sich um potenzierte Salze. Trotz ihrer Nähe zur Homöopathie richtet sich diese Therapie eher an die physiologisch-chemischen Vorgänge im Körper, sie folgt nicht der homöopathischen Ähnlichkeitsregel. Schüßler-Salze greifen gezielt in mineralstoffbedingte Störungen des Körpers ein und verlangsamen oder beschleunigen Stoffwechselvorgänge, wodurch die Selbstheilung in Gang kommt. Für Menschen mit Laktoseintoleranz gibt es mittlerweile laktosefreie Salze.

Natrium chloratum, D6 Bei dem Schüßler-Salz Nr. 8 handelt es sich um nichts anderes als Speisesalz in Molekülform. Das Mineralsalz beeinflusst den Flüssigkeitshaushalt. Wassereinlagerungen, die häufiger bei Hashimoto vorkommen, sind eine Indikation für dieses Salz. Natrium chloratum kann gut mit Heilpflanzenanwendungen wie der Brennnessel kombiniert werden. Einnahme: 3-mal täglich 2–5 Tabletten über 4 Wochen, dann 1 Woche pausieren.

Natrium sulfuricum, D6 Das Schüßler-Salz Nr. 10 unterstützt den Abbau und die Ausscheidung von Schadstoffen im Körper. Zudem kann es überflüssiges Wasser aus dem Organismus befördern. Es gilt daher als das Generalmittel zur Körperentschlackung und -entgiftung. Es ist das Salz der inneren Reinigung und für alle Menschen hilfreich, die Rückstände aus Medikamenten, Nahrung und Umwelt schonend ausleiten möchten. Einnahme: 1–3-mal täglich 1–3 Tabletten.

Die Lunge regenerieren

Die Lunge ist sicher nicht das wichtigste Entgiftungsorgan bei einer Hashimoto-Thyreoiditis. Jedoch träg sie dazu bei, dass toxische Stoffe abgeatmet werden. Denken Sie an die berühmte „Fahne" nach einem Alkoholrausch oder den muffigen Geruch in Krankenzimmern, der schon mal entstehen kann, wenn nicht genug gelüftet wird. Der entsteht durch vermehrte Toxinausscheidung über die Lunge und die Haut.

Regelmäßige Bewegung an der frischen Luft (drei- bis fünfmal wöchentlich mindestens eine halbe Stunde) ist eine der wichtigsten Säulen zur Lungenreinigung und Lungenregeneration. Es stärkt die Muskulatur und erhöht die Atemfrequenz, verbessert die Sauerstoffversorgung und fördert die Durchblutung, was wiederum die Selbstreinigung der Lungen anregt, nämlich die Ausleitung von Schadstoffen und Schleim beschleunigt.

Eine verstärkte Atmung bewirkt, dass auch vermehrt toxische Stoffe abgeatmet werden.

Die Haut anregen

Die Haut ist nicht nur das Spiegelbild der Seele, wie es heißt, sondern auch ein wichtiges Entgiftungsorgan. Belastungen zeigen sich beispielsweise als Unreinheiten, Falten oder Cellulite. Die Haut entgiftet vorrangig über den Schweiß. Daher wird sie oft auch als „dritte Niere“ bezeichnet. Schweißtreibender, moderater Sport oder auch Saunagänge sind ein wunderbares Mittel, um über die Haut zu entgiften. Wasserdampf in der Sauna erhöht die Luftfeuchtigkeit und damit die Schweißproduktion, was die Entgiftung über die Haut fördert.

Saunaaufguss mit ätherischem Ingweröl

- 1 l Wasser
- 5 Tropfen ätherisches Ingweröl
- 3 Tropfen ätherisches Orangenöl

Ingweröl und Orangenöl in das Wasser des Aufgusskübels tropfen. Da sich die ätherischen Öle nicht in Wasser lösen, sondern obenauf schwimmen, vor jedem Aufguss das Öl-Wasser-Gemisch mit der Schöpfkelle gut verwirbeln und dann sofort mit dem Aufgießen beginnen. Wenn möglich, den Aufguss 3-mal hintereinander mit Pausen von einigen Minuten wiederholen. Achtung: Niemals ätherische Öle auf die heißen Saunasteine gießen, da diese entzündlich sind.

Die Lymphe in Gang bringen

Das Lymphsystem durchzieht uns wie ein Netzwerk von Kopf bis Fuß. Die Lymphe fungiert dabei als Müllabfuhr für unseren Körper und ist ebenfalls für den Abtransport von Toxinen verantwortlich, die ursächlich für ein Entstehen von Hashimoto verantwortlich sind. Ist der Lymphfluss gestört, können Schwellungen und Lymphödeme entstehen.

Mit Springen auf dem Trampolin können Sie den Lymphfluss erhöhen, auch mit Shiatsu-Massagen oder generell mit regelmäßiger Bewegung. Achten Sie auf ausreichende Flüssigkeitszufuhr (zwei bis drei Liter Wasser, am besten aus artesischen Quellen, also aus geschützten Wasservorkommen in großer Tiefe). Zubereitungen aus der Brennnessel und dem Löwenzahn (siehe oben) unterstützen ebenfalls die Lymphfunktion.

Darmsanierung

Der Darm ist das bedeutendste Organ für die Ausheilung einer Hashimoto-Thyreoiditis.

Kommen wir nun zum bedeutendsten Organ für die Ausheilung einer Hashimoto-Thyreoiditis. Der Darm ist der Sitz des Immunsystems. Rund 70, möglicherweise bis zu 80 Prozent unserer Abwehrzellen sind dort lokalisiert – genauer gesagt befinden sie sich hinter den Darmzellen. Und Hashimoto ist eben eine Erkrankung des Immunsystems, genauer gesagt eine Autoimmunerkrankung. Der Schauplatz ist zwar die Schilddrüse, da diese vom Immunsystem angegriffen wird, wir wollen nun jedoch einen Blick dorthin werfen, wo vermutlich alles begann.

Medikamente (vor allem Breitband-Antibiotika, Anti-Baby-Pille, Cortison, NSAR, Säureblocker, Abführmittel), Darmparasiten (Würmer, Einzeller wie Amöben), Viren, eine Fehlbesiedelung mit krank machenden Bakterien, falsche Ernährung (viel Zucker, wenig Ballaststoffe, Zusatzstoffe), körperlicher wie auch seelischer Stress und auch Alkohol und Nikotin können das bakterielle Gleichgewicht im Darm sowie den pH-Wert verschieben und auch Entzündungen auslösen.

Die Symptome eines Ungleichgewichts im Darm reichen von fast beschwerdefrei über Nahrungsmittelunverträglichkeiten, den vermehrten Abgang von Darmgasen, einen Blähbauch, breiigen Stuhl, mehrmals Stuhlgang täglich, Durchfall, Verstopfung (Flohsamenschalen oder eingeweichte Pflaumen können kurzfristige Abhilfe bringen) bis zu Symptomen, die durch Vitamin- und Nährstoffmängel hervorgerufen werden. Die Darmsanierung ist das große Thema in den naturheilkundlichen Praxen. Im Darm wieder ein Gleichgewicht der Funktion und der Besiedelung mit den „richtigen" Keimen zu erreichen, kann Monate bis ein bis zwei Jahre dauern.

Der wichtigste erste Schritt ist die Wiederherstellung der Barrierefunktion im Darm. Eine umfangreiche Stuhlanalyse ist eine sehr sinnvolle Untersuchung bei der Suche nach den Auslösern. Die Kosten für eine aussagefähige Darmanalyse sind mit 150 bis 400 Euro (eine Kostenerstattung bei privaten Krankenkassen und Zusatzversicherungen ist meist möglich) nicht gering, aber die Investition lohnt sich. Wenden Sie sich an einen kompetenten Heilpraktiker oder Arzt, der mit dem Thema Darmsanierung vertraut ist.

Nahrungsmittelunverträglichkeiten und Nahrungsmittelallergien

Verwechseln Sie Nahrungsmittelunverträglichkeiten nicht mit Nahrungsmittelallergien. Bei einer **Unverträglichkeit** (auch Intoleranz genannt) kommt es zu keiner immunologischen Reaktion. Dem Körper kann lediglich zu wenig der zur Verdauung benötigten Enzyme oder Transportproteine bilden, um bestimmte Bestandteile der Nahrung wie beispielsweise Laktose, Fruktose oder Histamin abzubauen oder es in den Körper aufzunehmen, und reagiert dann mit Durchfall, Bauchschmerzen oder Blähungen.

Bei einer Allergie hingegen kommt es zu einer **Überreaktion** des Immunsystems. Der Körper bewertet einen ungefährlichen Stoff als gefährlich und bildet Antikörper (IgE, IgA, IgG). Die Beschwerden reichen von Juckreiz, Brennen, Schwellungen im Mundraum bis hin zum lebensbedrohlichen anaphylaktischen Schock. Hier die verschiedenen Nahrungsmittelreaktionen im Überblick:

- **IgE-vermittelte Reaktion:** Sie wird oft als echte Allergie bezeichnet und zeigt sich als Sofortreaktion mit Nesselsucht oder Atemnot. Nüsse, Schalen- und Krustentiere, Penicillin, Bienengift oder auch Pollen gehören zu den Auslösern. Bluttests oder ein Hauttest, der sogenannte Prick-Test, kann zur Diagnostik herangezogen werden.
- **IgA-vermittelte Reaktion:** Proteine bestimmter Nahrungsmittel führen im Darm zu einer Reizung und Entzündungsreaktion. Dies schädigt den Darm und führt zu einer erhöhten Durchlässigkeit (Leaky-Gut-Syndrom) und infolgedessen zu Nährstoffmängeln. Anfangs entstehen keine Beschwerden, später können weicher Stuhl, Durchfall, Kopfschmerzen, Gasbildung, Säurereflux, Ausschläge oder Schnupfen auftreten. Zu dieser Gruppe gehören Gluten, Milch und Milchprodukte (Casein, Laktalbumin), Soja (Sojaprotein) und Eier (Ovalbumin). IgA-vermittelte Nahrungsmittelreaktionen können mithilfe eines Blut- oder Speicheltests diagnostiziert werden.

- **IgG-vermittelte Reaktion:** Bei erhöhter Darmdurchlässigkeit (Leaky-Gut-Syndrom) gelangen Nahrungspartikel ungefiltert in den Blutstrom. Das Immunsystem erkennt diese als fremd und es kommt zur IgG-Antikörperbildung gegen diese Nahrungsmittel. Die Ausprägung kann sehr unterschiedlich sein. Während einige noch eine ganze Reihe von Nahrungsmitteln vertragen, reduziert es sich bei anderen auf ein paar wenige. Wichtigster Therapieansatz ist deshalb die Reparatur der undichten Darmschleimhaut.

Sie können mit Eliminations- und Auslassdiäten arbeiten, also ein bis zwei Wochen potenziell unverträgliche Nahrungsmittel meiden und im Drei-Tage-Rhythmus wieder einführen. Den Ballaststoffanteil sollten Sie in dieser Zeit reduzieren, da auch diese zu Unverträglichkeiten führen können.

Es hat sich mittlerweile herumgesprochen, dass ein gesunder Darm die Weichen für ein gesundes und langes Leben stellt. Von Hippokrates soll der Satz „Der Tod sitzt im Darm“ stammen, und der Mediziner Claude Bernard (1813–1878) sagte: „Der Keim ist nichts, das Milieu ist alles.“

Im Darm leben rund zwei Kilogramm Bakterien. Sie sind der bedeutendste Faktor für das menschliche Mikrobiom, die Gesamtheit aller Mikroorganismen in unserem Körper. Mittlerweile weiß man, welch immense Bedeutung der Darm für unsere Gesundheit hat. Mehrere hundert Bakterienarten besiedeln den Verdauungstrakt. Die Zusammensetzung Ihres Mikrobioms ist so individuell wie Ihr Fingerabdruck. Die Forschung auf diesem Gebiet ist noch relativ neu, doch je mehr die Wissenschaft vom Mikrobiom weiß, desto klarer wird, wie sehr es an der Entstehung von Krankheiten beteiligt ist. So hängen die Entstehung von chronisch-entzündlichen Darmerkrankungen, Autoimmunerkrankungen, Allergien, Herz- und Kreislaufleiden, Diabetes, Demenz, Depressionen mit dem Mikrobiom zusammen. Nun geht es also darum, die „guten“ Darmbakterien aufzubauen bzw. wieder anzusiedeln.

Im Darm leben rund zwei Kilogramm Bakterien. Sie sind der bedeutendste Faktor für das menschliche Mikrobiom.

Den Darm entgiften und neu aufbauen

Für ein gutes Bauchgefühl ist eine Darmentgiftung die Basistherapie. Das Ziel einer Entgiftung ist es, im Darm Giftstoffe zu binden, sie über den Stuhl auszuscheiden und damit auch weitere Ausscheidungsorgane wie Leber und Nieren zu entlasten.

Einläufe

Eine Darmspülung mit einem Irrigator (ein- bis dreimal wöchentlich mit einem Liter lauwarmem Wasser über einen Zeitraum von mehreren Wochen pro Jahr) ist immer dann angezeigt, wenn er nicht mehr zuverlässig funktioniert, verstopft ist, Sie sich vergiftet fühlen. Sie kann eine unmittelbare Erleichterung bei Kopfschmerzen bringen. Durch den Einlauf wird die Stuhlentleerung angeregt, der Darm entlastet und von Giftstoffen und schädlichen Bakterien im Dickdarm gereinigt und damit auch die Leber entlastet, sodass wiederum diese besser entgiften kann.

Apfelessig

Kaum ein anderes Hausmittel hat so viele Vorzüge wie Apfelessig. Eine Kur über mehrere Tage oder wenige Wochen mit verdünn-

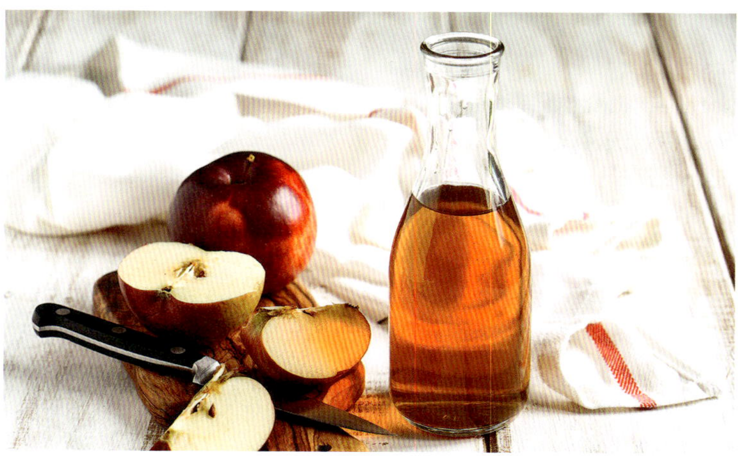

Eine Kur mit Apfelessig wirkt stark entgiftend und regt das Wachstum darmfreundlicher Bakterien an.

tem Apfelessig (2 TL in 1 Glas Wasser mischen und eine halbe Stunde vor dem Essen trinken) wirkt stark entgiftend, regt das Wachstum darmfreundlicher Bakterien an und hilft dabei, Gift- und Abfallstoffe aus dem Darm zu entfernen. Wenn Sie einen empfindlichen Magen haben, der die Säure nicht verträgt, können Sie die Mischung auch zwischendurch trinken. Greifen Sie zu einem hochwertigen Produkt in Bioqualität, z. B. Beutelsbacher Apfelessig naturtrüb.

Zeolith

Zeolith ist sicher das potenteste Mittel zur Darmentgiftung. Zeolith ist Vulkangestein mit einer porigen Oberfläche. Wie ein Schwamm saugt es Gift- und Schadstoffe im Darmtrakt auf und transportiert sie mit dem Stuhl nach draußen. Zeolith wird weder vom Körper verstoffwechselt noch durch Darmbakterien vergoren. Es ist als gemahlenes Pulver oder in Kapselform erhältlich (2– 3-mal täglich 1 TL in 1 Glas Wasser verrühren, z. B. Basic Detox Pure von Panaceo). Die Anwendung sollte zeitversetzt anderthalb bis zwei Stunden zwischen den Mahlzeiten und der Einnahme von Medikamenten erfolgen, da Zeolith auch Medikamente bindet.

Zeolith, Vulkangestein mit einer porigen Oberfläche, ist sicher das potenteste Mittel zur Darmentgiftung.

Das fördert die Darmgesundheit

Nach der Entgiftung erfolgt der Darmaufbau. Mit einer darmfreundlichen Ernährung sorgen Sie dafür, dass sich nützliche Bakterien wieder wohlfühlen und sich krank machende Keime nicht wieder ansiedeln können. Wählen Sie Ihr Essen bewusst aus und essen Sie zunächst nur das, was Sie auch vertragen:

- viel Gemüse, Salat, frische Kräuter und Sprossen, möglichst regional und saisonal. Bevorzugen Sie betacarotinreiches Gemüse und Obst. Sie erkennen es an der Farbe Orange. Karotten, Kürbisse, Süßkartoffeln, Papayas, Kakis enthalten die meisten Betacarotine, eine Vorstufe von Vitamin A, die der

Körper bedarfsgerecht in Vitamin A umwandelt. Im Gegensatz zu Vitamin A können Sie Betacarotin nicht überdosieren. Im ungünstigsten Fall kommt es zu einer harmlosen Gelbfärbung der Haut, die als Karotinose bezeichnet wird. Wichtiger ist: Vitamin A hat das Potenzial, eine geschädigte Schleimhaut zu reparieren.

- möglichst regionales und saisonales Obst (außer bei massivem Candidabefall). Bevorzugen Sie Vitamin-C-reiches Obst. Schwarze Johannisbeeren, Hagebutten, Sanddornsäfte oder Acerola-Zubereitungen sind hervorragende Vitamin-C-Quellen, die für Wundheilungsprozesse gebraucht werden.
- wenig Getreide, am besten glutenfrei, Hirse, Buchweizen
- Walnüsse, Mandeln, Leinsamen, Kürbiskerne, Sesamsamen
- fermentiertes Gemüse (siehe Seite 71), Kimchi, Sauerkraut, milchsauer vergorene Gemüsesäfte, Brottrunk
- native Pflanzenöle: Olivenöl, Leinöl, Kokosöl, für Salate auch Walnussöl, Kürbiskernöl
- Wasser (rund zwei Liter über den Tag verteilt).

Diese Nahrungsmittel bitte nur in Maßen bzw. kleinen Mengen:

- Milchprodukte (Schaf- und Ziegenmilch wird oft besser vertragen als Kuhmilch; wenn, dann Naturjoghurt mit rechtsdrehender Milchsäure, Buttermilch, Kefir und Quark)
- tierische Fette aus Massentierhaltung, weißer Zucker, Weißmehl, Fleisch, Wurst, Fast Food, Fertiggerichte
- Alkohol
- Antibiotika und andere synthetische Medikamente nur wenn nötig

Das Leaky-Gut-Syndrom

Der gesamte Darm ist mit einer Epithelschicht ausgekleidet. Er hat die Oberfläche von der Größe eines Tennisplatzes und verfügt zudem über die größte Konzentration von Immunzellen und Nervenzellen. Der Darm ist nicht nur für die Verdauung und Aufnahme von Nährstoffen zuständig, sondern muss auch potenziell schädliche Umweltsubstanzen fernhalten.

Gesunde Darmschleimhautzellen müssen also für alle notwendigen Nährstoffe durchlässig sein, andererseits müssen sie uns vor schädigenden Faktoren schützen. Die Epithelzellen produzieren einen Schleim mit sekretorischem Immunglobulin A, der sich wie eine Art Schutzanstrich auf der Darmschleimhaut befindet und dafür sorgt, dass unverdaute Nahrungspartikel, Gifte, schädliche Bakterien, abgestorbene Zellen, Pollen und generell solche Stoffe, die dem Körper schaden können, abgefangen und mit dem Stuhl ausgeschieden werden. Gesunde Epithelzellen sind miteinander verbunden. Sie werden als tight junctions bezeichnet, „feste Verbindungen". Werden diese Verbindungen lockerer, wird die Darmwand durchlässiger. Es liegt eine Darmpermeabilitätsstörung oder ein Leaky-Gut-Syndrom vor (leaky, „leckend", „undicht").

Zonulin, ein erst 2011 entdecktes Protein, gilt als Marker, um die Durchlässigkeit der Darmwand zu messen. Bei Menschen mit Autoimmunerkrankungen wird vermehrt erhöhtes Zonulin festgestellt. Ist der Darm undicht, gelangen Nahrungspartikel, Bakterien oder körpereigene Antigene in den Blutstrom. Die Fremdsubstanzen werden vom Immunsystem als Eindringline identifiziert und durch weiße Blutzellen attackiert. In der Folge entstehen Entzündungen im ganzen Körper und im Darm, die sich beispielsweise als Nahrungsmittelunverträglichkeiten (siehe Seite 118) zeigen.

Die Darmflora selbst besteht aus etwa 500 Bakterienarten, darunter auch einige potenziell krank machende Keime. Für den

Menschen mit Autoimmunerkrankungen haben oft Leaky Gut plus eine Fehlbesiedelung.

Organismus ist es jedoch wichtig, dass ein Gleichgewicht zwischen nützlichen und schädlichen Bakterienarten besteht. Laktobazillen und Bifidobakterien zählen zu den bekanntesten nützlichen Darmbewohnern. Ein häufiges Problem bei Menschen mit Autoimmunerkrankungen: Sie haben nicht nur eine durchlässige Darmschleimhaut, sondern auch eine Fehlbesiedelung im Darm.

Wie kommt es nun zu diesen unheilvollen Löchern im Darm? Am häufigsten wird Gluten genannt. Es kommen aber auch noch andere Verursacher infrage wie bestimmte Medikamente, die die Darmbarriere schädigen. Dazu zählen Schmerzmittel – auch frei käufliche wie Diclofenac, Ibuprofen, Aspirin oder Cortison. Auch regelmäßiger Alkoholkonsum kann zu einer Schädigung der Darmbarriere führen, sogar Stress kann den Magen-Darm-Trakt angreifen. Schon ein Verzicht von zwei Wochen auf Alkohol kann zu einer Verbesserung des Zustands der Darmschleimhaut führen.

Welche Rolle spielt Gluten?

Das Klebereiweiß Gluten bzw. seine Proteinfraktionen, insbesondere Gliadin, sind in Weizen, Dinkel, Roggen, Gerste, Emmer oder Einkorn enthalten. Hafer gehört nicht zu den glutenhaltigen Getreiden. Gluten verursacht zunächst Löcher im Darm und dringt dann in den Körper ein. Der Körper bildet dagegen Antikörper. Und die sind der Schilddrüse so ähnlich, dass der Körper mit den gleichen Antikörpern die Schilddrüse attackiert. Die allermeisten Menschen mit Hashimoto fühlen sich deutlich besser, wenn sie sich glutenfrei ernähren. Das subjektiv empfundene verbesserte Befinden lässt sich meist auch messen: Bei vielen Betroffenen sinken nach Glutenverzicht auch die Schilddrüsenantikörper.

Sich weizenfrei zu ernähren ist gar nicht so einfach. Im Prinzip sollten Sie zumindest im Anfangsstadium eine Bäckerei noch nicht mal betreten. Nach einigen Wochen werden meist kleine

Mengen an Getreide toleriert. Am besten wird noch Natursauerteig vertragen. Diese Teige fermentieren 72 Stunden und enthalten fast kein Gluten mehr.

Therapieempfehlung bei Leaky Gut: glutenhaltige Getreide weglassen, lektinarme Ernährung (siehe Seite 125, also wenig Hülsenfrüchte und Nachtschattengewächse), Einnahme von 10–20 mg Zink über mehrere Wochen plus täglich Vulkanerde (3-mal 1 TL gelöst in Wasser zwischen den Mahlzeiten), Probiotika und Präbiotika (siehe unten).

Die allseits bekannte Empfehlung, auf glutenhaltige Getreide zu verzichten, reicht jedoch nicht immer aus. Eine unausgewogene Ernährung, Lektine, zucker- und fettreiche Essgewohnheiten und regelmäßige Verstopfung wirken sich ebenfalls negativ aus. Ist der Darm von Pilzen überwuchert (meist sind es Hefepilze aus der Candida-Gruppe) und ständig mit Allergenen konfrontiert, führt dies auf Dauer zu Schäden der Darmschleimhaut. Die Testung sollte im Stuhl erfolgen, da die Urintestungen ungenauer sind.

Therapieempfehlung bei Candidabefall: 6–12 Wochen auf Zucker, zuckerhaltige Speisen, Süßigkeiten, aber auch süßes Obst verzichten plus über mindestens 14 Tage 3-mal täglich 1 TL flüssiges Bärlauchkonzentrat (z. B. Bärlau® von Nestmann) einnehmen.

Probiotika

Probiotika sind lebensfähige und aktive Mikroorganismen mit einem gesundheitlichen Nutzen (lateinisch pro-, „für“, griechisch bios, „Leben“). Sie heften sich an das Darmepithel und besiedeln den Darmtrakt. Sie konkurrieren mit den krank machenden Bakterien, Pilzen oder Einzellern um die Anhaftung und die Nährstoffe und bilden Substanzen, die fremde Bakterien und Organismen schädigen oder abtöten.

> Probiotika sind lebensfähige und aktive Mikroorganismen mit einem gesundheitlichen Nutzen.

Ohne therapeutische Begleitung lassen sich eine gesunde Darmflora und eine intakte Darmbarriere kaum herstellen. Mithilfe eines Stuhltests lässt sich feststellen, wo Ihre individuellen Schwachstellen liegen – es nützt auf Dauer meist wenig, irgendein Probiotikum mit darmfreundlichen Keimen einzunehmen, da die Gefahr besteht, dass es nicht Ihren individuellen Bedürfnissen gerecht wird.

Die wichtigste Aufgabe der Probiotika ist der Aufbau einer gesunden Darmflora. Mehrere Arten von Bifidobakterien, Laktobazillen und Escherichia coli besiedeln den gesunden Darm. Auf diese Weise werden zum einen die Aufspaltung und Verwertung von Nährstoffen verbessert, andererseits die immunologische Abwehr gestärkt. Hochwertige Produkte gibt es beispielsweise von OmniBiotic oder Tisso.

Die Herxheimer-Reaktion

Die Herxheimer- oder kurz Herx-Reaktion beschreibt eine Erstverschlimmerung der Symptome aufgrund eines Zerfalls von Mikroorganismen in kurzer Zeit. Vielleicht kennen Sie den Begriff in Zusammenhang mit der Einnahme von Antibiotika. Die Herxheimer-Reaktion kann jedoch (vor allem bei einem stark geschädigten Darm) auch durch die Einnahme von Probiotika entstehen, da auch hier schädliche Bakterien zugrunde gehen, die schneller Toxine freisetzen können, als sie der Körper ausscheiden kann. Die Beschwerden einer Herxheimer-Reaktion sind jedoch vorübergehend und hören nach Stunden oder wenigen Tagen auf. Zu den Symptomen der Verschlimmerung gehören Unwohlsein, Kopfschmerzen, laufende Nase, etwas erhöhte Temperatur.

Reduzieren Sie dann die Bakterienzufuhr, gönnen Sie sich Ruhe, entlasten Sie die Leber mit einem Leberwickel (siehe Seite 109), trinken Sie mindestens drei Liter Wasser oder auch Löwenzahntee (siehe Seite 126) und Brennnesseltee (siehe Seite 113, außer bei Herz- und Nierenschwäche) und nehmen Sie ein hoch dosiertes Vitamin-C-Präparat (z. B. Vitamin C Liposomal von Sunday Natural) und zusätzlich Magnesium ein.

Präbiotika

Damit Sie die durch die Probiotika zugeführten Bakterien bei Laune halten und diese sich munter weiter vermehren können, braucht es weitere Nahrung. Sogenannte Präbiotika (lateinisch prä-, „vor“, griechisch bios, „Leben“) sind Ballaststoffe, die für uns Menschen unverdaulich sind. Sie sind die Lieblingsspeise der guten Darmbewohner. Präbiotika finden Sie in der Nahrung: Äpfel, Quitten, Zwiebel, Nüsse, Beeren und Haferflocken fördern das Wachstum der günstigen Bifidobakterien. Flohsamenpräparate oder reine Flohsamenschalen erhalten Sie in der Apotheke oder im Reformhaus wie auch gepulverte Akazienfaser (z. B. Akazienfaser-Pulver von Supplementa, Dosierung 3-mal täglich 1 TL gelöst in Wasser). Einziger Wermutstropfen: Präbiotika können vor allem anfangs zur Gasbildung im Darm führen. Sollten Sie Blähbeschwerden durch Präbiotika haben, reduzieren Sie die Dosierung soweit, bis die Nebenwirkungen verschwinden. Bei empfindlichen Menschen ist in der Anfangsphase eine Messerspitze Akazienpulver ausreichend. Steigern Sie dann allmählich die Präbiotikazufuhr bis zur empfohlenen Tagesdosis.

Knochenbrühe

Die Knochenbrühe ist nicht nur Entzündungshemmer, sondern eines der besten Mittel zum Aufbau eines geschädigten Darms, da sie dabei hilft, geschädigte Darmzotten wie auch die Darmschleimhaut wieder aufzubauen und zudem den Körper mit jeder Menge Mineralstoffe versorgt, die bei geschädigter Darmwand nicht ausreichend aufgenommen werden können.

Einige feiern die Brühe als Wundermittel bei Autoimmunerkrankungen. Selbst bei massiven Unverträglichkeiten und einem stark geschädigten Darm wird sie noch gut vertragen. Einzig bei vegetarischer oder veganer Ernährung ist sie nicht geeignet. Sie können die Suppe langfristig in den Alltag integrieren, denn sie schmeckt und hat eine Menge gesundheitlicher Vorzüge:

- Die Brühe ist besonders reich an Glutamin. Die Aminosäure ist an zahlreichen Prozessen im Körper beteiligt, unter anderem an Aufbau und Erhalt der Muskelmasse, sie ist eine Vorstufe des Antioxidans Gluthation, das zur Entgiftung von Schwermetallen gebraucht wird, und des Neurotransmitters GABA sowie Hauptenergielieferant für Darmzellen. Zudem hilft Glutamin dabei, die Darmzotten wieder aufzubauen.
- Bei allen Autoimmunprozessen muss der Körper zerstörtes Gewebe wiederaufbauen. Kollagen unterstützt insbesondere den Aufbau von Knochen, Knorpeln, Sehnen, Bändern, Haaren, Haut und Nägeln. Haben wir zu wenig Kollagen, leidet unsere Beweglichkeit. Zur Reduzierung von Gelenkschmerzen ist Kollagen deshalb ein wertvoller Baustein. Zudem hilft Kollagen beim Aufbau einer gesunden Darmschleimhaut.
- Durch den langen Kochprozess werden wertvolle Mineralstoffe wie Kalzium, Magnesium oder Kalium freigesetzt.

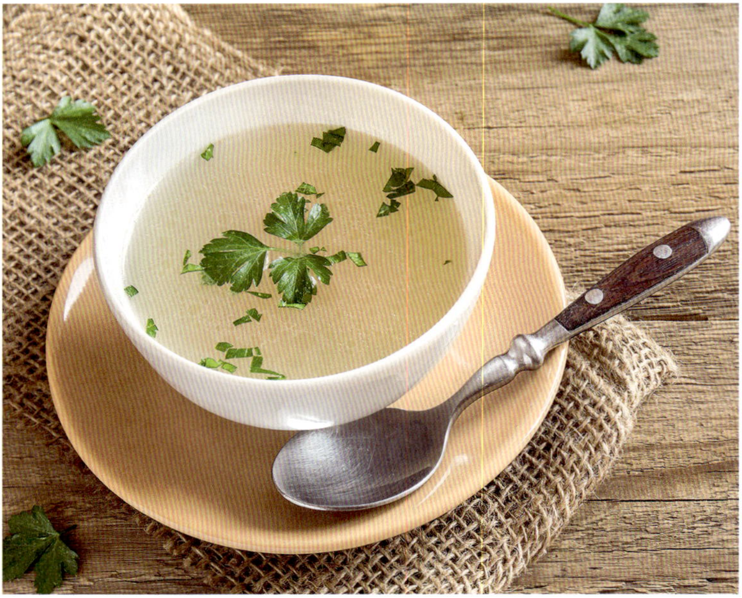

Eine Knochenbrühe ist eines der besten Mittel zum Aufbau eines geschädigten Darms.

Knochenbrühe

500 g markhaltige Rinderknochen aus artgerechter Tierhaltung oder Bioqualität

- 1–2 EL Apfelessig
- 1 große Gemüsezwiebel
- 2 Lorbeerblätter
- ½ TL Pfefferkörner, schwarz
- 4 Pimentkörner
- 6 Wacholderbeeren
- 1 daumengroßes Stück Ingwer
- 2 Knoblauchzehen (angequetscht)
- 2 Zweige Thymian
- ½–1 TL Meersalz
- 5 l Wasser (oder mehr)
- 2–3 Karotten
- 2–3 Petersilienwurzeln
- 3 Stangen Staudensellerie
- ½ Knollensellerie
- 1 große Stange Lauch
- ½ Bund Blattpetersilie
- Steinsalz

Die Knochen waschen und mit einem Tuch abtupfen. In einen großen Topf geben und die Knochen ohne Fett rösten, bis sie schön braun sind und sich Röstaromen entwickelt haben.

Zu den Knochen den Essig und die Gewürze geben und alles zusammen für eine Stunde kalt ziehen lassen. Durch die Essigsäure werden den Knochen einige Nährstoffe entzogen.

Das Wasser zugeben, bis zum Siedepunkt erhitzen und die Knochen mehrere (mindestens 4–5) Stunden köcheln lassen.

Das Gemüse klein schneiden. 2–3 Stunden vor dem Ende der Kochzeit das klein geschnittene Gemüse in den Topf geben.

Die Brühe durch ein Passiertuch geben (nicht zwingend erforderlich). Mit Steinsalz abschmecken und servieren.

Die Nebennieren stärken

Eine angeschlagene Schilddrüse beeinflusst auch die Nebennieren.

Die Nebennieren sind zwei mandelgroße Organe, die auf den Nieren aufsitzen. Im Inneren, dem Nebennierenmark, produzieren sie die Botenstoffe Adrenalin, Noradrenalin und Dopamin. Der äußere Bereich, die Nebennierenrinde, schüttet unter anderem die Hormone Cortisol und DHEA (Dehydroepiandrosteron) aus. Es sind sensible Organe, die empfindlich auf Dauerstress reagieren. Sie gehören wie die Schilddrüse zum Hormonsystem, das aus mehreren Drüsen besteht, die alle wie Zahnräder miteinander verbunden sind. Die Drüsen arbeiten also nicht jede für sich, sondern kommunizieren miteinander. So ist es logisch, dass eine angeschlagene Schilddrüse auch andere Drüsen beeinflusst.

Anhaltende Müdigkeit und Erschöpfung gehören zu den meistgenannten Symptomen einer Hashimoto-Thyreoiditis. Bei diesen Beschwerden sollte immer auch ein Blick auf die Nebennieren geworfen werden. Denn erschöpfte Nebennieren sind der häufigste Grund, warum sich Betroffene trotz Einnahme von Schilddrüsenhormonen weiterhin chronisch müde und erschöpft fühlen. Kommen noch Verlangen nach Salzigem, Schwindel, vernebeltes Denken (*Brain Fog*) oder das Gefühl von Überforderung dazu, sind das deutliche Zeichen einer mangelnden Nebennierenfunktion. Jedoch wird die Funktion der Nebennieren bei Hashimoto-Betroffenen ärztlicherseits nicht routinemäßig untersucht. Das gilt übrigens ebenso für die Bauchspeicheldrüsenfunktion.

Die Überprüfung der Nebennierenfunktion erfolgt über den Speicheltest. Er ist aussagekräftiger als der Bluttest, da im Speichel nur die freien und damit aktiven Hormone gemessen werden. Ein Tagesprofil mit drei Cortisolmessungen (um 8, 14 und 20 Uhr) und die Bestimmung von DHEA sind zwar teuer, können aber sehr hilfreich sein, um das Stadium der Nebennierenerschöpfung zu bestimmen.

Je nach Ergebnis können Sie die Nebennieren mit verschiedenen Supplementen unterstützen. B-Vitamine (siehe Seite 101) und Magnesium (siehe Seite 94) stehen an vorderster Stelle. Auch kann fehlendes Cortisol oder DHEA in Form von bioidentischen Hormonen zugeführt werden. Hier ist es besonders wichtig, mit niedriger Dosierung zu beginnen und diese langsam zu erhöhen. Gerade sensible Menschen zeigen Unverträglichkeitsreaktionen. Achtung: Auch wenn diese Mittel in Deutschland rezeptfrei verkauft werden, sollten Sie sie nur unter Anleitung eines Therapeuten anwenden. Schließlich beeinflussen sie das weitere hormonelle Geschehen im Körper. Bedenken Sie, dass die Wiederherstellung der Nebennierenfunktion kann einige Monate dauern kann.

Adaptogene

Sogenannte Adaptogene, pflanzliche Stresskiller, sind für mich das Mittel der Wahl zur Selbsttherapie. Sie besitzen eine Art Pflanzenintelligenz und können ein überaktives System herunterregulieren und ein zu schwaches hormonelles System ankurbeln. So bessern sich Müdigkeit, mentale Erschöpfung, der Schlaf, die Libido und die Konzentration.

Rosenwurz

Das Dickblattgewächs Rosenwurz (Rhodiola rosea) ist das bekannteste Adaptogen. Es ist am besten geeignet bei chronischer Erschöpfung, es reguliert chronische Entzündungsprozesse und verbessert die Konzentration, die Libido und die sexuelle Kraft.

Die Einnahme von Rosenwurzextrakten in Kapselform erfolgt morgens und mittags (z. B. rhodioLoges®). Die Präparate sind nicht zur Langzeitanwendung gedacht. Überdosierungen zeigen sich durch Reizbarkeit, Unruhe oder Schlaflosigkeit.

Ashwagandha
Die Schlafbeere (Withania somnifera), wie Ashwagandha auch genannt wird, enthält sogenannte Withanolide, die die Nerven entspannen und den Schlaf verbessern. Zudem bessert sich durch Ashwagandha-Zubereitungen die Fruchtbarkeit bei Männern und Frauen und ein erhöhter Cortisolspiegel kann sich reduzieren. Die Anwendung der Präparate (z. B. Ashwagandha-Kapseln vom Kräuterhaus Sanct Bernhard) erfolgt am Abend.

Hilfreiche Anti-Stress-Strategien

Entspannung für den Körper

Regelmäßige Auszeiten sind wichtig in stressigen Zeiten. Oft reichen schon wenige Minuten Erholung, um die Energiereserven aufzutanken und den Kopf wieder frei zu bekommen.

Ruhe und Bewegung im richtigen Maß

Ein Spaziergang an der frischen Luft kann wahre Wunder bewirken.

Ein Spaziergang an der frischen Luft kann wahre Wunder bewirken. Wenn Sie Zeit finden, versuchen Sie auch Meditieren, Yoga oder Tai Chi – entsprechende Kurse bieten z. B. die Volkshochschulen an. Erkundigen Sie sich bei Ihrer Krankenkasse nach erstattungsfähigen Kursen.

Wenn alles um Sie herum zu viel wird, dann können Sie auch mal im wahrsten Sinne des Wortes den Stecker ziehen. Schalten Sie Stromquellen, Handy, Computer und Fernseher aus. Ausreichend Schlaf ist ein Muss. Den meisten Menschen mit Hashimoto tun acht Stunden Schlaf sehr gut. Auch Haustiere können zur Entspannung beitragen. Der tägliche Gang mit dem Hund oder das Schnurren der Katze helfen bei der Stressbewältigung. Bei geschwächten Nebennieren ist Sport hilfreich, aber nur dann, wenn Sie sich nicht überfordern. Walken, leichtes Joggen, Radfahren, Schwimmen sind ideal.

Wickel, Massagen, Einreibungen

Nicht alle Menschen mit einer Hashimoto-Erkrankung mögen es, wenn etwas eng um oder am Hals anliegt. Schon ein Rollkragen oder ein eng gewickelter Schal können sich wie ein Würgegriff oder eine Schlinge um den Hals anfühlen. Jedoch können Wickel und auch Einreibungen in einigen Fällen sehr nützlich sein.

Quarkwickel

In der Akutphase und bei starken Entzündungsprozessen kann der altbewährte Quarkwickel schnell für Besserung sorgen, denn er kühlt und lindert die Beschwerden bei entzündlichen Prozessen. Sie benötigen für den Quarkwickel Magerquark (am besten in Bioqualität), ein dünnes Baumwolltuch oder Geschirrtuch und einen dünnen Schal.

- Streichen Sie den Quark fingerdick auf das Tuch.
- Legen Sie das Tuch mit der bestrichenen Seite um den Hals.
- Befestigen Sie den Wickel mit dem Schal.
- Der Wickel kann so lange liegen bleiben, bis der Quark eingetrocknet ist (ca. eine halbe bis ganze Stunde).

Weißkohlwickel

Weißkohl gehört zu den Goitrogenen (siehe Seite 76). Er darf deshalb nur in der Phase der Überfunktion der Schilddrüse angewendet werden – also dann, wenn Sie Symptome wie Unruhe, Herzrasen oder Schwitzen bemerken.

- Von mehreren saftig-grünen Kohlblättern den Strunk herausschneiden.
- Die Blätter mit dem Nudelholz oder einer Flasche weich walken, anschließend auf den Hals auflegen und mit einem Tuch oder einer Binde gut fixieren, da die Anwendung über mehrere Stunden (wenn möglich bis zu zwölf Stunden) erfolgen sollte.

- Alternativ können die Blätter auch mit dem Bügeleisen bei niedrig eingestellter Temperatur weich gebügelt werden. Empfindliche Menschen sollten die Hautstelle mit einem neutralen Öl nachfetten.

Massage

Eine Schilddrüsenmassage aktiviert das müde Organ.

Massieren Sie mit zwei Fingern kreisend, ohne festen Druck, sondern so, wie es sich gut anfühlt, für einige Minuten den Bereich der Schilddrüse. Das aktiviert das müde Organ. Verwenden Sie dazu Kokosöl, Mandelöl oder Aromacremes. In der Phase der Erschöpfung können Sie die Massage mit verdünntem Rosmarinöl (2–3 Tropfen ätherisches Rosmarinöl mit 10 Tropfen Mandelöl vermischen) durchführen oder morgens nach dem Aufstehen einen Strang Rosmarin-Salbe 10 % von Weleda auf die Schilddrüse auftragen.

Einreibungen

Alternativ zu den Ölen können Sie auch Fertigprodukte zum Einreiben verwenden. Diese enthalten geringe Mengen an ätherischen Ölen, die die Schilddrüse entweder aktivieren oder bremsen:

- in der Phase der Unterfunktion: SD-Direktbalsam 2 hypocontrol, aromatherapeutische Creme zur äußerlichen Anwendung
- in der Phase der Überfunktion: SD-Direktbalsam Nr. 3 (beruhigend, daher nicht massieren, sondern nur eincremen). Die Präparate gibt es im Onlineshop der Marktapotheke Greiff.

Entspannung für die Seele

Die Schilddrüse beeinflusst nicht nur organische Vorgänge, sondern hat auch einen erheblichen Einfluss auf das seelische Gleichgewicht. Depressive Zustände und Ängste gehen besonders häufig mit hormonellen Verschiebungen einher. Wenn die Beschwerden noch nicht stark ausgeprägt sind, können pflanzliche Heilmittel eine echte Alternative zu synthetischen Arzneien sein.

Johanniskraut

Gerade bei leichten bis mittelschweren Depressionen sind Johanniskrautextrakte (z. B. Laif® 612, Laif® 900) wirksam und gut verträglich. Beachten Sie jedoch, dass Johanniskraut Wechselwirkungen mit anderen Arzneimitteln zeigen kann. Die Pille, bestimmte Blutverdünner oder auch synthetisch hergestellte Antidepressiva zählen dazu. Vor allem bei hellhäutigen Personen kann eine Lichtempfindlichkeit entstehen, weshalb Sie während der Anwendung die Sonne eher meiden sollten.

Bei leichten bis mittelschweren Depressionen ist Johanniskrautextrakt wirksam und gut verträglich.

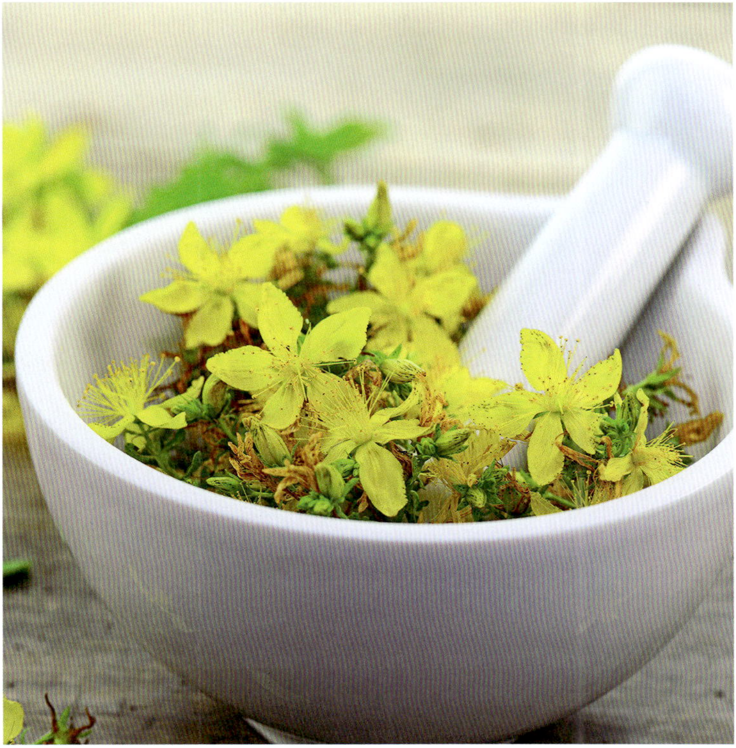

Johanniskraut hilft bei leichten bis mittelschweren Depressionen.

Lavendel

Lavendel gilt als die große Seelenpflanze. Sein Duft löst Ängste und entspannt. Es sind vor allem die ätherischen Öle, die eine ausgesprochen nervenstärkende Wirkung haben. Nehmen Sie bei Unruhezuständen oder auch bei Einschlafstörungen bis zu 3-mal täglich 5 Tropfen Lavandula-Urtinktur von Ceres in etwas Wasser oder unverdünnt ein.

Die Chance nutzen

Jede Krankheit ist auch eine Aufforderung und eine Chance zur Lebensveränderung. Hashimoto kann daher auch ein Sprungbrett für einen Neuanfang sein, der sich auf alle Lebensbereiche auswirken kann. Sie können Neues ausprobieren, selbst Ziele formulieren und reflektieren, was es jetzt zu tun gibt.

Aus der Sicht einiger namhafter Psychologen liegt die Erlösung der Hashimoto-Autoagressionserkrankung darin, offen, mutig und ohne faule Kompromisse das eigene Potenzial zu leben und sich auch mal unangepasst zu zeigen. Auch ich vertrete diese Meinung. Es gilt also, Nägel mit Köpfen zu machen und endlich all das auszuleben, was einem in die Wiege gelegt wurde. Das muss nicht von jetzt auf gleich erfolgen, aber mit jeder Lebensveränderung in Richtung gelebtes Potenzial bessern sich oft gleichzeitig auch körperliche Beschwerden.

Versuchen Sie, sich folgende Fragen zu stellen und auch zu beantworten:

- Lebe ich mein Leben?
- Lebe ich einer Beziehung, die nicht harmonisch läuft?
- Lebe ich meine Kreativität aus?
- Wo gehe ich mit mir selbst nicht liebevoll um?
- Wie sieht meine berufliche Situation aus, kann ich meine Berufung leben?

ANHANG

Literatur

Barbesino, G., Chiovato, L.: The genetics of Hashimoto's disease. Endocrinol Metab Clin North Am 2000; 29: 357–374

Franke, J. C.: Untersuchungen zur Entwicklung von Depression und Angststörungen bei Hashimoto-Thyreoiditis. Dissertation 2013

Gröber, Uwe: Orthomolekulare Medizin. Wissenschaftliche Verlagsgesellschaft Stuttgart, 2008

Grünwald, J., Stier, H., Bruhn, S. et al.: Rhodiola rosea: Ein Adaptogen bei Burn-out. Z Phytother 2011; 32: 161–163

Lamprecht, M. et al.: Effects of zeolite supplementation on parameters of intestinal barrier integrity, inflammation, redoxbiology and performance in aerobically trained subjects. JISSN, 2015 Oct 20; 12: 40

Liontris, M. I. et al.: A concise review of Hashimoto thyroiditis (HT) and the importance of iodine, selenium, vitamin D and gluten on the autoimmunity and dietary management of HT patients. Points that need more investigation. Hell J Nucl Med Jan-Apr 2017; 20(1): 51–56

Lorenz, Gernot Johannes: Der Einfluss von Eisenmangel auf die Schilddrüsenfunktion. Eine retrospektive Querschnittsstudie. Dissertation 2009

Jacobson, E. M. et al.: The CD40, CTLA-4, thyroglobulin, TSH receptor, and PTPN22 gene quintet and its contribution to thyroid autoimmunity: back to the future. Autoimmun 2008 Mar 1

Peckham, S. et al: Are fluoride levels in drinking water associated with hypothyroidism prevalence in England? A large observational study of GP practice data and fluoride levels in drinking water. J Epidemiol Community Health 2015; 69: 619–624

Ritter, Claudia: Heimische Nahrungspflanzen als Heilmittel. Nikol 2019

Ritter, Claudia: Natürliche Stresskiller. Gräfe und Unzer 2021

www.umweltinstitut.org/themen/verbraucherschutz-handel/hormonell-wirksame-schadstoffe/substanzen-mit-hormoneller-wirkung.html

Hilfreiche Adressen

Labordiagnostik

Ganzimmun Diagnostics AG
Hans-Böckler-Straße 109–111
55128 Mainz
www.ganzimmun.de

CENSA Centrum für Speichelanalyse
Höhenröthstr. 9
91077 Kleinsendelbach
www.censa.de

Nahrungsergänzungsmittel

Pure Encapsulations/pro medico GmbH
Ottobrunner Straße 41
82008 Unterhaching
www.promedico.de

Markt-Apotheke Greiff e.K.
Marktplatz 36
94094 Rotthalmünster
www.marktapotheke-greiff.de

Klösterl-Apotheke
Färbergraben 12 Rgb.
80331 München
www.kloesterl-apotheke.de

Register

Acrylamid 26
Adaptogene 131
Alkohol 26
Aluminium 21, 26
Angst 38
Anti-Baby-Pille 22
Antibiotika 26
Antikörper 53
Apfelessig 120
Ashwagandha 132
Autoimmunerkrankung 11

Biopsie 55
Bioverfügbarkeit 97
Bitterstoffe 110
Brain Fog 36
Brennnessel 113
Burn-out 31
B-Vitamine 101

Candida 21, 125
Cortisol 19, 130

Darmflora 31
Darmsanierung 116
Dejodierung 48
DHEA 19, 130
Diabetes mellitus 40
Drehschwindel 36

Einläufe 120
Einreibungen 134
Eisen 30, 80
Epstein-Barr-Virus 20
Erschöpfung 31, 33

Fermentieren 71
Fingernägel 36
Flammschutzmittel 27
Fluorid 27
Formaldehyd 27
Fremdeiweiß 27
Fußnägel 36

Gastritis, autoimmune 39
Gelenkschmerzen 37
Gewichtszunahme 34
Gleichgewichtsstörungen 36
Gluten 25
Glykämischer Index 41
Goitrogene 76

Haarausfall 35
Hashitoxikose 44
Hefepilze 21
Herxheimer-Reaktion 126
Homöopathische Mittel 106
Hormonglobuli 106
Hypothyreose, subklinische 56

Immunsystem 12
Impfungen 21
Infekte 20

Jod 30, 102
Jodempfindlichkeit 105
Johanniskraut 135

Kinderwunsch, unerfüllter 37
Kohlenhydratintoleranz 40
Kombipräparate 62
Konzentrationsstörungen 36
Körpertemperatur 56
Kosmetikprodukte 30
Kurkuma 110

Lavendel 135
Leaky-Gut-Syndrom 123
Leber 41
Leberwickel 109
Lektine 75
Libido, verminderte 37
Löwenzahn 112
Low-FODMAP-Ernährung 73
L-Thyroxin 58
L-Tyrosin 100
lymphatisches System 19

Magenschmerzen 39
Magnesium 30, 37, 94
MAK 53
Massage 134
Mikronährstoffe 79
Milch 78
Mimikry-Modell 20
Müdigkeit 33
Muskelschmerzen 37

Nagelveränderungen 36
Nahrungsmittelallergien/-unverträglichkeiten 118
Nebennieren 19, 130
Normwerte 32

Omega-3-Fettsäuren 30, 98
Operation 64
Östrogendominanz 42
Östrogene 18, 22

Paläodiät 69
Panikattacken 39
Parabene 28
Paradontitis 42
PCB 28
Pestizide 28
Post-Partum-Thyreoiditis 18
Präbiotika 127
Probiotika 125
Progesteron 18, 22
Progesteronmangel 42
Psychische Beschwerden 38
Punktion 55

Quarkwickel 133
Quecksilber 21

Rauchen 28
Rosenwurz 131
rT3 52

Saunaaufguss 115
Schilddrüsenextrakt 63
Schilddrüsenwerte 51
Schimmelpilze 21
Schlafstörungen 35
Schüßler-Salze 114
Schwangerschaft 18
Schwermetalle 29
Sehstörungen 36
Selen 31, 85
Sodbrennen 39
Soja 77
Speicheltest 43, 130
Steinzeiternährung 69
Stillzeit 18
Stress 132
Szintigramm/-grafie 55

T3 52
T4 52
TAK 54
TH-Zellen 17
TPO 53
TRAK 54
TSH 51
T-Zellen 16

Ultraschall 54
Unruhe 38

vegane Ernährung 75
Verspannungen 37
Verstopfung 34
Vitalstoffe 79
Vitamin B 30
Vitamin C 30, 89
Vitamin D 30, 91

Wassereinlagerungen 35
Wechseljahre 18
Weißkohlwickel 133
Wickel 109, 133
Wortfindungsstörungen 36

Xenoöstrogene 29

Zahnfleischentzündung 42
Zeolith 121
Zink 31, 87
Zonulin 123
Zyklusstörungen 37

Natürliche Selbsthilfe bei Wechseljahresbeschwerden

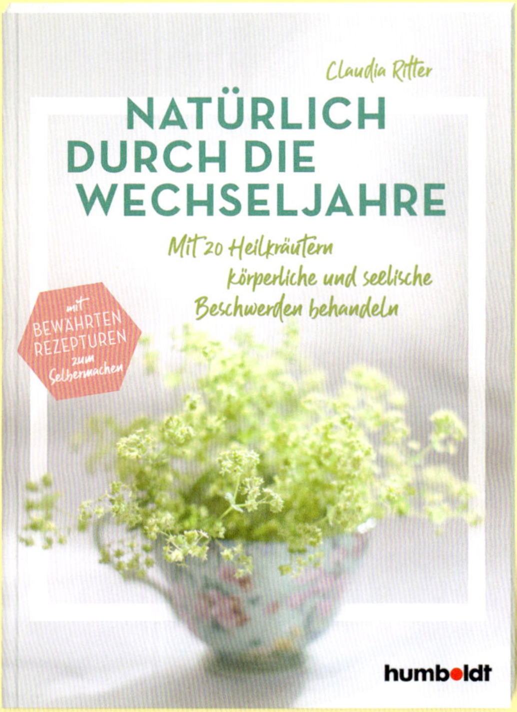

- Für Frauen, die ihre Gesundheit mit Hilfe von naturheilkundlicher Medizin selbst in die Hand nehmen möchten
- Expertinnenwissen: Die Autorin ist Heilpraktikerin und hat bereits mehrere Bücher mit dem Schwerpunkt Pflanzenheilkunde veröffentlicht

Stand 2021. Änderungen vorbehalten.

Claudia Ritter

Natürlich durch die Wechseljahre

152 Seiten, Softcover
15,5 x 21,0 cm
ISBN 978-3-8426-2935-6
€ 19,99 (D) / € 20,60 (A)

Der Ratgeber ist auch als eBook erhältlich.

humboldt
...bringt es auf den Punkt.

Pflanzliche Kraftpakete für die Gesundheit

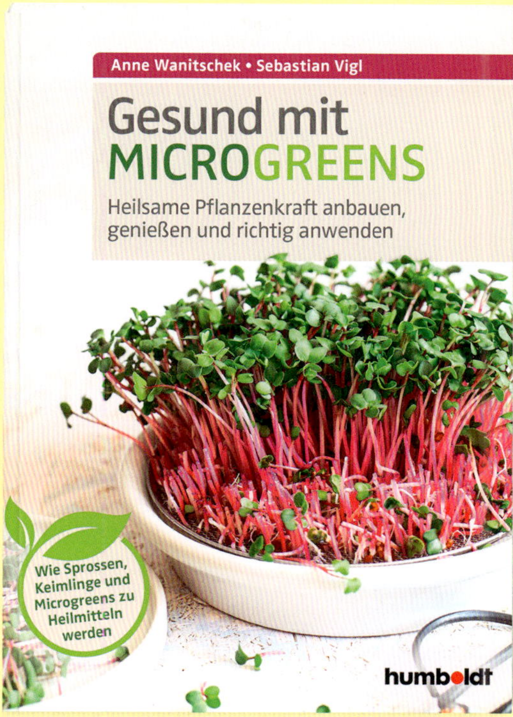

- Microgreens besitzen bis zu 40 Mal mehr Vitalstoffe als die ausgewachsene Pflanze
- 29 Microgreens im Porträt: ganz einfach zu Hause anbauen, zur Stärkung und bei Krankheiten und Beschwerden einsetzen
- Die Autor*innen haben alle relevanten wissenschaftlichen Studien über Microgreens ausgewertet

Anne Wanitschek/Sebastian Vigl

Gesund mit Microgreens

160 Seiten, Softcover
15,5 x 21,0 cm
ISBN 978-3-8426-2974-5
€ 19,99 (D) / € 20,60 (A)

Der Ratgeber ist auch als eBook erhältlich.

humboldt
...bringt es auf den Punkt.

Bibliografische Information der Deutschen Nationalbibliothek
Die Deutsche Nationalbibliothek verzeichnet diese Publikation in der deutschen Nationalbibliografie; detaillierte bibliografische Daten sind im Internet über http://dnb.ddb.de/ abrufbar.

ISBN 978-3-8426-2999-8 (Print)
ISBN 978-3-8426-3000-0 (PDF)
ISBN 978-3-8426-3001-7 (EPUB)

Abbildungen:
Titelmotiv: Getty Images – Westend61
Claudia Ritter: 7
Stock.adobe.com: Siam Pukkato: 8/9; designua: 11, 48; timonina: 14, 33; Double Brain: 16; bilderzwerg: 46; Vladislav Nosik: 66/67; Igor Normann: 70; Nitr: 73; TKBstudio: 79; Meliha Gojak: 83; grinchh: 88; Christian Fischer: 96; Handmade Pictures: 101; Wolfilser: 107; anaumenko: 111; Anjelika Gretskaia: 120; mizina: 128; Printemps: 135

Originalausgabe

Die Ratgebermarke der Schlüterschen Verlagsgesellschaft mbH & Co. KG
Hans-Böckler-Allee 7, 30173 Hannover
www.humboldt.de
www.schluetersche.de

Aus Gründen der besseren Lesbarkeit wurde in diesem Buch die männliche Form gewählt, nichtsdestoweniger beziehen sich Personenbezeichnungen gleichermaßen auf Angehörige des männlichen und weiblichen Geschlechts sowie auf Menschen, die sich keinem Geschlecht zugehörig fühlen.
Autorin und Verlag haben dieses Buch sorgfältig erstellt und geprüft. Für eventuelle Fehler kann dennoch keine Gewähr übernommen werden. Weder Autorin noch Verlag können für eventuelle Nachteile oder Schäden, die aus in diesem Buch vorgestellten Erfahrungen, Meinungen, Studien, Therapien, Medikamenten, Methoden und praktischen Hinweisen resultieren, eine Haftung übernehmen. Insgesamt bieten alle vorgestellten Inhalte und Anregungen keinen Ersatz für eine medizinische Beratung, Betreuung und Behandlung.
Weder Autorin noch Verlag profitieren von den in diesem Buch empfohlenen Produkten und Präparaten durch Nennung oder Verkauf.

Lektorat: Linda Strehl, München
Layout: Groothuis, Lohfert, Consorten, Hamburg
Covergestaltung: Zero, München
Satz: Die Feder, Konzeption vor dem Druck GmbH, Wetzlar
Druck und Bindung: Gutenberg Beuys Feindruckerei GmbH, Langenhagen